Mein Kind hat Neurodermitis

Auslöser, Behandlung und Vorbeugung

Dietrich Abeck
Regina Fölster-Holst

29 Abbildungen
11 Tabellen

Georg Thieme Verlag
Stuttgart · New York

Prof. Dr. med Dietrich Abeck
Klinik für Dermatologie und Allergologie
Technische Universität München
Biedersteiner Straße 29
80802 München

Priv.-Doz. Dr. med. Regina Fölster-Holst
Universitäts-Hautklinik
Albrechtsuniversität Kiel
Schittenhelmstraße 7
24105 Kiel

Bibliografische Information der Deutschen Bibliothek
Die Deutsche Bibliothek verzeichnet diese Publikation in der Deutschen Nationalbibliografie; detaillierte bibliografische Daten sind im Internet über http://dnb.ddb.de abrufbar.

Wichtiger Hinweis: Wie jede Wissenschaft ist die Medizin ständigen Entwicklungen unterworfen. Forschung und klinische Erfahrungen erweitern unsere Erkenntnisse, insbesondere was Behandlung und medikamentöse Therapie anbelangt. Soweit in diesem Buch eine Dosierung oder eine Applikation erwähnt wird, darf der Leser zwar darauf vertrauen, dass Autoren, Herausgeber und Verlag große Sorgfalt darauf verwandt haben, dass diese **Angabe dem Wissensstand bei Fertigstellung des Buches** entspricht. Für die Angaben über Dosierungsanweisungen und Applikationsformen kann vom Verlag jedoch keine Gewähr übernommen werden. **Jeder Benutzer ist angehalten**, durch sorgfältige Prüfung der Beipackzettel der verwendeten Präparate und gegebenenfalls nach Konsultation eines Spezialisten festzustellen, ob die dort gegebene Empfehlung für Dosierungen oder die Beachtung von Kontraindikationen gegenüber der Angabe in diesem Buch abweicht. Eine solche Prüfung ist besonders wichtig bei selten verwendeten Präparaten oder solchen, die neu auf den Markt gebracht worden sind. **Jede Dosierung oder Applikation erfolgt auf eigene Gefahr des Benutzers**. Autoren und Verlag appellieren an jeden Benutzer, ihm etwa auffallende Ungenauigkeiten dem Verlag mitzuteilen.

© 2003 Georg Thieme Verlag
Rüdigerstraße 14
70469 Stuttgart
Homepage: http://www.thieme.de

Printed in Germany

Umschlaggestaltung:
  Thieme Verlagsgruppe
Umschlaggrafik: Martina Berge, Erbach
Satz: epline, Kirchheim unter Teck
Druck: Grammlich, Pliezhausen
Buchbinderei: Held, Rottenburg

ISBN 3-13-132931-9   3 4 5 6

Geschützte Warennamen (Warenzeichen) werden nicht besonders kenntlich gemacht. Aus dem Fehlen eines solchen Hinweises kann also nicht geschlossen werden, dass es sich um einen freien Warennamen handelt.
Das Werk, einschließlich aller seiner Teile, ist urheberrechtlich geschützt. Jede Verwertung außerhalb der engen Grenzen des Urheberrechtsgesetzes ist ohne Zustimmung des Verlages unzulässig und strafbar. Das gilt insbesondere für Vervielfältigungen, Übersetzungen, Mikroverfilmungen und die Einspeicherung und Verarbeitung in elektronischen Systemen.

Vorwort

Eltern erkrankter Kinder sind nicht selten der Verzweiflung nahe, wenn sie zum ersten Mal mit der Diagnose konfrontiert werden. Sogar Selbstvorwürfe („haben wir vielleicht etwas falsch gemacht?") werden manchmal geäußert.

Die vorliegende Broschüre wendet sich an alle Eltern und Alleinerziehende mit einem an Neurodermitis erkrankten Kind. Unser Ziel ist es, Sie umfassend über die Erkrankung zu informieren. Wir möchten Ihnen die Zuversicht geben, dass die Neurodermitis heute in den allermeisten Fällen sehr gut beherrschbar und dass auch mit Neurodermitis ein unbeschwertes Familienleben möglich ist.

Wir wissen heute viel über die Faktoren, welche die Erkrankung auslösen und unterhalten. Und wir wissen heute auch, wie wichtig eine konsequente Hautpflege ist. Darüber hinaus haben sich unsere Möglichkeiten zur Behandlung des Ekzems dramatisch verbessert. Mit der neuen Substanzklasse der topischen Calcineurin-Inhibitoren wie Pimecrolimus (Elidel® Creme) haben wir heute Präparate, die eine ebenso gute antientzündliche Wirkung wie Kortison besitzen, aber nicht zu einer unerwünschten Hautverdünnung führen.

In dieser Broschüre werden alle Aspekte eines erfolgreichen, ganzheitlich geprägten und damit patientenorientierten Behandlungskonzepts der Neurodermitis angesprochen. Die erfolgreiche Behandlung der Neurodermitis Ihres Kindes verlangt immer die enge Zusammenarbeit zwischen Ihnen und Ihrem Arzt, der Ihre weitergehenden Fragen sicher gern beantworten wird.

Ein Teil der Photographien wurde dankenswerterweise durch Frau T. Schenk, Photolabor der Klinik und Poliklinik der TU München angefertigt.

Wir würden uns sehr freuen, wenn es durch die vorliegende Broschüre gelingt, Ihnen die heute durchaus angebrachte Zuversicht im Umgang mit der Neurodermitis Ihres Kindes zu vermitteln.

Juli 2003   Dietrich Abeck
                                     und Regina Fölster-Holst

Inhaltsverzeichnis

1 Aufklärung ist Lebensqualität ⋯ *1*

2 Krankheitsbild und Diagnose ⋯ *2*

2.1 Diagnose ⋯ *2*
  Wie wird die Diagnose „Neurodermitis" gestellt? ⋯ *2*
  Ist die Diagnose immer eindeutig? ⋯ *2*
2.2 Krankheitsbild und Komplikationen ⋯ *2*
  Wann tritt die Neurodermitis auf? ⋯ *2*
  Leichte Verläufe überwiegen! ⋯ *3*
  Welches Krankheitsbild zeigt die Neurodermitis?
  Welche Verläufe und Sonderformen gibt es? ⋯ *3*
  Zu welchen Komplikationen kann die Neurodermitis führen? ⋯ *8*

3 Krankheitsentstehung und -unterhaltung ⋯ *11*

3.1 Ist Neurodermitis erblich? ⋯ *11*
3.2 Welche inneren und äußeren Faktoren sind für die Entstehung und Unterhaltung der Neurodermitis verantwortlich? ⋯ *12*
3.3 Bedeutung unspezifischer (irritativer) Faktoren ⋯ *14*
  Was ist bei der Auswahl der Kleidung zu beachten? ⋯ *15*
  Was ist beim Waschen der Kleidung zu beachten? ⋯ *15*
  Dürfen Weichspüler verwendet werden? ⋯ *16*
  Kann die Wasserhärte die Neurodermitis beeinflussen? ⋯ *16*
  Welche Bedeutung haben Wetter und Klima? ⋯ *16*
  Welche Bedeutung haben psychische Einflüsse? ⋯ *17*
3.4 Bedeutung spezifischer (allergischer) Faktoren ⋯ *17*
  Welchen Einfluss haben Nahrungsmittel auf die Erkrankung? ⋯ *17*
  Behält mein Kind seine Nahrungsmittelallergie? ⋯ *20*
  Welchen Einfluss haben Aeroallergene (z.B. Hausstaubmilben, Pollen, Tierhaare) auf die Erkrankung? ⋯ *20*

4 Behandlung der Neurodermitis ··· 38

4.1 Die Basistherapie – entscheidender Grundstein einer erfolgreichen Neurodermitis-Behandlung ··· 38
 Was ist bei der Basispflege zu beachten? ··· 38
 Basiszubereitungen mit Harnstoff (Urea) ··· 39
 Darf ein Kind mit Neurodermitis baden? ··· 40
 Der fett-feuchte Verband – wertvolle Hilfe bei Kratzkrisen und akuten Schüben der Neurodermitis ··· 41
4.2 Antientzündliche Therapie ··· 41
 Kortisonpräparate (Kortikosteroide) ··· 42
 Pimecrolimus (Handelsname: Elidel®) ··· 44
 Tacrolimus (Handelsname: Protopic®) ··· 48
 Was sollten Sie bei der Anwendung der neuen antientzündlich wirksamen Präparate Elidel® und Protopic® wissen und beachten? ··· 49
 Gerbstoffe ··· 49
 Bufexamac ··· 50
 Teerpräparate und sulfonierte Schieferöle ··· 50
 Pflanzliche Präparate ··· 50
 Antibakterielle Maßnahmen ··· 51
 Juckreiz mildernde (antipruriginöse) Therapie ··· 52
 Innerliche immunsuppressive Behandlung ··· 52
4.3 Weitere Behandlungsmöglichkeiten ··· 53
 Nachtkerzensamenöl (z.B. Epogam®) ··· 53
 Traditionelle chinesische Heilkräuter-Therapie ··· 54
 UV-Therapie ··· 54
 Stellenwert alternativer Heilverfahren ··· 55
4.4 Psychosomatische Aspekte der Neurodermitis ··· 55
4.5 Impfungen ··· 57
4.6 Was kann man tun, um das Risiko eines Kindes, eine Neurodermitis zu bekommen, zu senken? ··· 58

5 Zeitgemäßes Management der Neurodermitis ··· 59

6 Zum Weiterlesen ··· 61

6.1 Erwachsenenliteratur zum Thema „Neurodermitis" ··· 61
6.2 Kinderliteratur zum Thema „Neurodermitis" ··· 61

7 Sachverzeichnis ··· 62

1 Aufklärung ist Lebensqualität

Die Neurodermitis ist die häufigste chronische Hauterkrankung im Kindesalter. In Deutschland sind etwa 11–13% aller Kinder und Jugendlichen an Neurodermitis erkrankt. Für diese Erkrankung werden synonym noch verschiedene andere Bezeichnungen verwendet (Tab. 1).

Wegen dem oft chronischen Charakter der Erkrankung, den immer wieder auftretenden, vielfach unerklärlichen Verschlechterungen und der Unzufriedenheit mit angebotenen Therapiemaßnahmen ist die familiäre Belastung häufig recht groß. Als Ausweg werden nicht selten alternative Heilverfahren in Anspruch genommen. Grund zur Verzweiflung besteht jedoch heute nicht! Denn Neurodermitis lässt sich in den allermeisten Fällen gut behandeln. Entscheidend für den Therapieerfolg bzw. erfolgreichen Umgang mit der Neurodermitis sind jedoch das umfassende Verständnis und auch die Akzeptanz der Erkrankung. Beides soll den Patienten bzw. ihren Eltern in einem ausführlichen Gespräch, einer speziellen Schulung oder auch in einer Informationsbroschüre wie dieser nahegebracht werden. Klar ist: Die ausführliche, patientennahe Information und die regelmäßige ärztliche Betreuung sind mit einer deutlich besseren Lebensqualität der Patienten und ihrer Familien verbunden.

Tab. 1 Neurodermitis – Erkrankung mit vielen Namen

- atopisches Ekzem
- atopische Dermatitis
- endogenes Ekzem
- Neurodermitis constitutionalis sive atopica

2 Krankheitsbild und Diagnose

2.1 Diagnose

Wie wird die Diagnose „Neurodermitis" gestellt?

Da es keinen für die Neurodermitis spezifischen Laborwert gibt, wird die Diagnose auch heute in der Zusammenschau von
- objektiven Krankheitszeichen (Hautveränderungen),
- Verlauf (wiederholt auftretend) und
- subjektiven Beschwerden (Juckreiz!)

gestellt.

Ist die Diagnose immer eindeutig?

In typischen Fällen bereitet die Diagnose dem Arzt keine Schwierigkeiten. Vor allem bei kleinen Kindern kann man jedoch öfters nicht sagen, ob es sich bei Hautveränderungen nur um Hautreizungen oder bereits um erste Anzeichen einer Neurodermitis handelt. In diesen Fällen ist der weitere Verlauf entscheidend, der früher oder später die exakte Einordnung der Hautveränderungen erlaubt. Die Eltern müssen also etwas Geduld aufbringen.

2.2 Krankheitsbild und Komplikationen

Wann tritt die Neurodermitis auf?

Die Neurodermitis beginnt häufig im Säuglings- und Kleinkindalter, selten aber vor dem 3. Lebensmonat. Bei 60% der Betroffenen bleibt sie bis ins Erwachsenenalter bestehen. Der Schweregrad der Erkrankung ist jedoch individuell sehr unterschiedlich.

2.2 Krankheitsbild und Komplikationen

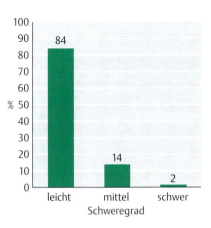

Abb. 1 Prozentuale Verteilung der Schweregrade der Neurodermitis

Leichte Verläufe überwiegen!

Ganz überwiegend nimmt die Erkrankung einen leichten Verlauf. In einer großen Studie aus England an über 1700 Kindern zwischen 1 und 5 Jahren zeigte sich bei 84% der Kinder nur eine leichte Form der Neurodermitis. 14% hatten eine mittelstark ausgeprägte Neurodermitis. Lediglich 2% litten unter einer schweren Neurodermitis (Abb. **1**).

Welches Krankheitsbild zeigt die Neurodermitis? Welche Verläufe und Sonderformen gibt es?

Die Neurodermitis zeigt oft unterschiedliche Krankheitserscheinungen und Verläufe je nach Alter des Kindes.

Im Säuglingsalter sind großflächige Hautrötungen mit nässenden Arealen und Krusten im Gesicht (insbesondere an den Wangen) und am behaarten Kopf charakteristisch. Die krustig belegten Areale bezeichnet man als **Milchschorf** („wie verbrannte Milch") (Abb. **2**). Im weiteren Verlauf können sich die Ekzemherde ausbreiten, häufig auch auf die Streckseiten der Arme und Beine. Bei einem Befall des Körperstamms ist es auffallend, dass der Windelbereich fast immer ausgespart bleibt (Abb. **3**). Dies lässt sich möglicherweise dadurch erklären, dass die Hautbarriere, die bei Patienten mit Neurodermitis gestört ist (siehe S. 13), durch den höheren Feuchtigkeitsgehalt der Haut unter der Windel stabilisiert wird.

Ab dem 2. Lebensjahr werden vor allem die großen Beugen zum bevorzugten Sitz der Hautveränderungen. Die Ekzemherde treten nun

2 Krankheitsbild und Diagnose

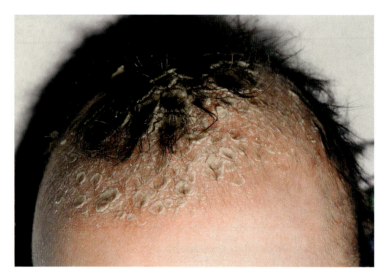

Abb. 2 An verbrannte Milch erinnern dichte Schuppenkrusten („Milchschorf") im Bereich des Kopfes.

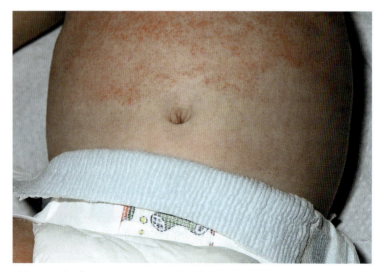

Abb. 3 Scharfe Begrenzung zwischen befallener und unbefallener Haut im Bereich der Windelgrenze.

2.2 Krankheitsbild und Komplikationen

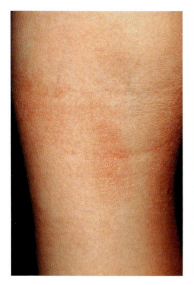 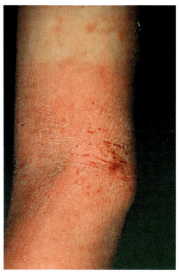

Abb. 4 Gering ausgeprägte Neurodermitis im Beugebereich in Form einer leichten Rötung und Schuppung.

Abb. 5 Schwer verlaufende Neurodermitis im Beugebereich mit intensiver Rötung, kratzbedingten Erosionen und deutlich verdickter Haut.

an den Ellenbeugen, in den Kniekehlen und am Hals auf, werden an diesen Stellen auch häufig chronisch und können so zu einer Verdickung der Haut und einer Vergröberung der Hautfalten (der Arzt spricht von „Lichenifikation") führen (Abb. **4–6**).

Ab dem 4.–5. Lebensjahr gewinnen Allergene (Allergie auslösende Partikel), wie z. B. Pollen oder Hausstaubmilben, die von außen an die Haut gelangen, eine zunehmende Bedeutung für die Krankheitsentstehung und Auslösung akuter Schübe der Neurodermitis. Daher entwickeln Kinder dieser Altersgruppe zunehmend Ekzemherde an Körperstellen, die durch Kleidung nicht bedeckt sind. In schweren Fällen ist auch eine Ausbreitung der Ekzemherde auf den gesamten Körper möglich.

Neben diesen klassischen Formen der Neurodermitis gibt es noch einige **Sonderformen**.

Die so genannte **nummuläre („münzförmige") Form** der Neurodermitis (Abb. **7**) ist durch **runde, münzgroße Ekzemherde** mit meist nur leichter Rötung und Schuppung gekennzeichnet. Die betroffenen Kinder zeigen meist einen milden Krankheitsverlauf.

2 Krankheitsbild und Diagnose

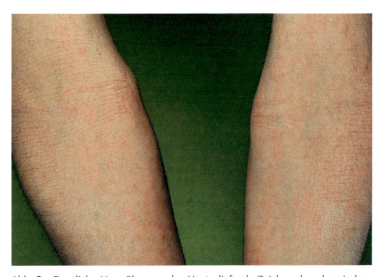

Abb. 6 Deutliche Vergröberung des Hautreliefs als Zeichen des chronischen Ekzems.

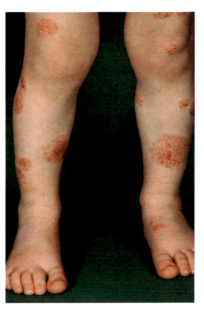

Abb. 7 Scheibenförmige Ekzemherde bei dem so genannten nummulären Ekzem als Sonderform der Neurodermitis.

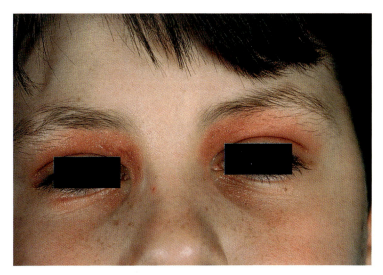

Abb. 8 Lidekzem bei Neurodermitis: im Bereich von Ober- und Unterlidern gering infiltrierte schuppende Rötungen sowie einzelne kratzbedingte Hautverletzungen.

Häufiger bei Erwachsenen, aber gelegentlich auch bei Kindern kann eine **Prurigoform** der Neurodermitis auftreten. Statt der typischen Ekzemherde finden sich hierbei sehr stark juckende Knötchen („Prurigo" ist die medizinische Bezeichnung für Juckreiz), die blutig aufgekratzt werden.

Außerdem kann die Neurodermitis auch auf ganz bestimmte Körperareale begrenzt sein: Im Säuglings- und Kleinkindalter kann um den Mund herum ein **Lutsch- und Saugekzem** auftreten, das durch Speichelfluss ausgelöst und unterhalten wird. Häufiger bei Kindern, aber auch bei Erwachsenen kann sich vor allem im Winter durch trockene, kalte Luft und ständiges Lecken der trockenen Lippen ein so genanntes **Lippenleckekzem** um das Lippenrot herum entwickeln.

Auch in der Umgebung der Augen kommen lokalisierte Ekzeme vor. **Lidekzeme** (Abb. 8) treten bevorzugt dann auf, wenn Pollen oder Hausstaubmilben eine Rolle bei der Entstehung und Unterhaltung der Erkrankung spielen.

Bei Patienten mit Neurodermitis sind auch **Hand- und Fußekzeme** nicht selten. Typisch sind stecknadelkopfgroße, stark juckende Bläschen auf gerötetem Grund (Abb. 9). Bei Kindern findet sich häufig eine weni-

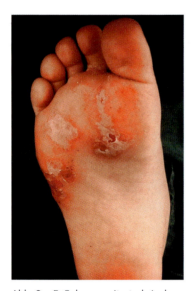 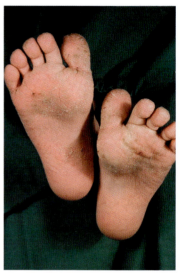

Abb. 9 Fußekzem mit stark juckenden Bläschen, die zusammenfließen und großflächig zur Ablösung der Haut führen. Wo die Blasendecke fehlt, finden sich oberflächliche Hautabschilferungen.

Abb. 10 An beiden Vorfüßen flächenhaft schuppende Rötungen mit einzelnen Hauteinrissen im Sinne der so genannten atopischen oder Neurodermitis-Winterfüße.

ger akute Form der Fußekzeme, die so genannten **atopischen Winterfüße** (Abb. 10). Die Symptomatik reicht in diesen Fällen von einer nur leichten Schuppung an den Zehenspitzen bis zu flächigen Rötungen mit kleinen Hauteinrissen (so genannte Rhagaden).

Insbesondere im Kindesalter kann auch ein lokalisiertes **Genitalekzem** am Hoden bzw. an den großen Schamlippen auftreten.

Zu welchen Komplikationen kann die Neurodermitis führen?

Hautinfektionen mit bestimmten Bakterien oder Viren können eine Neurodermitis verschlechtern. Manchmal tritt eine solche Verschlechterung innerhalb weniger Stunden auf. Dann ist rasches ärztliches Handeln erforderlich. Doch keine Panik: Die Komplikationen sind gut beherrschbar.

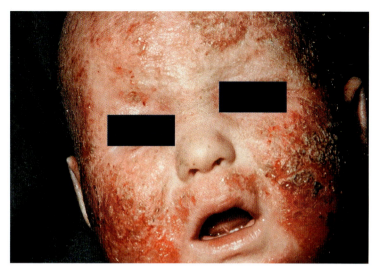

Abb. 11 Superinfizierte Neurodermitis als bakterielle Komplikation der Neurodermitis: nässendes Ekzem mit typischen gelblichen Schuppenkrusten als Zeichen der Besiedlung mit dem Bakterium *Staphylococcus aureus*.

Als **Impetigo contagiosa** (Abb. 11) bzw. **impetigenisierte Neurodermitis** werden Komplikationen bezeichnet, die durch eine Infektion mit dem Bakterium *Staphylococcus aureus* hervorgerufen werden. Sie sind durch nässende Ekzemherde mit gelblich-blutigen Krusten gekennzeichnet. Die Infektion wird dadurch begünstigt, dass bei sehr vielen Patienten mit Neurodermitis (bis über 90 %) ständig eine Besiedlung der Haut mit *Staphylococcus aureus* vorliegt – auch ohne Zeichen einer akuten Infektion. Bei Hautgesunden dagegen kommt dieses Bakterium nur selten (bei etwa 10 %) auf der Haut vor.

Auch Viren können eine Neurodermitis verschlechtern. Vor allem das Herpes-simplex-Virus kann Probleme bereiten. Typischerweise verursacht es an der Lippe die so genannten Fieberbläschen. Bei Patienten mit Neurodermitis kann es darüber hinaus das so genannte **Eczema herpeticatum** (Abb. 12) auslösen. Dabei kommt es oft zu einer massiven Aussaat kleiner, rasch aufplatzender Bläschen auf düsterrotem Grund. Die Kinder sind in ihrem Allgemeinbefinden beeinträchtigt und haben häufig Fieber.

Eine weitere häufige virale Infektionskrankheit der Haut im Kindesalter sind **Dellwarzen** oder **Mollusca contagiosa**. Sie treten bei Kindern

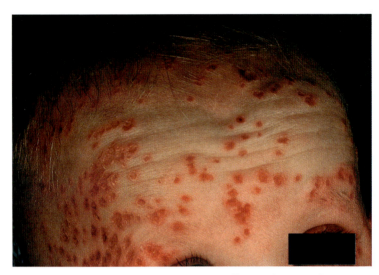

Abb. 12 Eczema herpeticatum als virale Komplikation der Neurodermitis: typische Aussaat von wie ausgestanzt wirkenden, teils mit Krusten belegten Bläschen im gesamten Stirnbereich.

mit Neurodermitis häufiger als bei hautgesunden Kindern auf und können sich rasant vermehren. Das Allgemeinbefinden ist in der Regel nicht beeinträchtigt. Ein Problem ist jedoch die Ansteckungsgefahr von Geschwistern, im Kindergarten oder in der Schule.

3 Krankheitsentstehung und -unterhaltung

3.1 Ist Neurodermitis erblich?

Ja. Die genetische (erbliche) Veranlagung für die Erkrankung ist durch verschiedene Untersuchungen eindeutig belegt. Für das Risiko eines Kindes, an Neurodermitis zu erkranken, ist die so genannte **atopische Familienanamnese** ausschlaggebend: Leiden Verwandte 1. Grades (Eltern und Geschwister) an atopischen Erkrankungen, zu denen die Neurodermitis, der Heuschnupfen und das Asthma bronchiale zählen, haben die Kinder ein höheres Risiko, an Neurodermitis zu erkranken. Das höchste Risiko, selbst zu erkranken, haben Kinder mit Eltern oder Geschwistern, die speziell unter einer Neurodermitis leiden (Abb. 13).

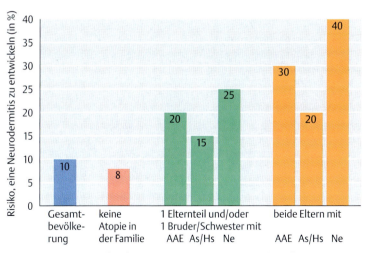

AAE = alle atopischen Erkrankungen; As = Asthma; Hs = Heuschnupfen; Ne = Neurodermitis

Abb. 13 Vererbung und prozentuales Risiko für eine Neurodermitis

Es handelt sich bei der Neurodermitis jedoch nicht um eine klassische Erbkrankheit. Denn ob es bei genetischer Belastung tatsächlich zum Auftreten der Erkrankung kommt, hängt immer auch von äußeren Faktoren ab (die zur Zeit noch gar nicht alle bekannt sind). Hinzu kommt, dass etwa 30% der Kinder mit Neurodermitis überhaupt keine genetische Belastung mütterlicher- oder väterlicherseits haben.

3.2 Welche inneren und äußeren Faktoren sind für die Entstehung und Unterhaltung der Neurodermitis verantwortlich?

Neben der erblichen Anlage tragen **immunologische Veränderungen** entscheidend zur Entstehung und Unterhaltung der Neurodermitis bei. Neurodermitiker haben zum einen eine **veränderte, teilweise defekte zelluläre Immunantwort.** Dies macht sie empfindlicher für Infektionen durch Mikroorganismen und erklärt die oben erläuterten Komplikationen durch Bakterien und Viren. Typisch ist zum anderen auch eine **erhöhte Bildung des Immunglobulins E (IgE)** im Blut, die sich bei vielen erkrankten Kindern nachweisen lässt. Das IgE kann spontan und unspezifisch erhöht sein, es kann aber von einzelnen Patienten auch spezifisch als Reaktion auf bestimmte Allergene der Nahrung und Umwelt gebildet werden.

Neben den Veränderungen des Immunsystems ist auch die **Störung der Barrierefunktion der Haut** bei Kindern mit Neurodermitis ein ganz wichtiger Faktor, dem auch eine große Bedeutung bei der Behandlung zukommt. Die Haut ist aus verschiedenen Schichten aufgebaut (Abb. **14**) und erfüllt eine Reihe von Funktionen: Sie ist Träger der Tast-, Temperatur- und Schmerzempfindung sowie ein wesentliches Element der Wärmeregulation des Körpers. Daneben bietet sie einen wirksamen Schutz gegen Wasserverlust, physikalische (Wind, Kälte, Sonne) und chemische (Schmutz, Seife) Reize sowie gegen Mikroorganismen, wie z. B. Bakterien und Pilze.

Für diese Schutz- oder „Barrierefunktion" der Haut sind in erster Linie die zwischen den Hornzellen der dünnen Hornschicht gelegenen Fette und Fettsäuren (Lipide) verantwortlich. Bildlich gesehen sind die Hautfette der Mörtel, der die Ziegelsteine, die Hautzellen, zusammenhält. Dieses **„Ziegelstein-Mörtel-Modell"** ist bei Patienten mit Neurodermitis nicht intakt. Die Hautfette sind teilweise vermindert, teilweise ist ihre Mischung nicht optimal. Hieraus resultieren eine **geringere Wasserbindungsfähigkeit** der Haut und ein **erhöhter Wasserverlust**

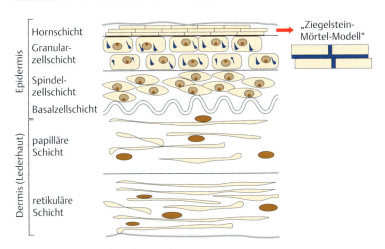

Abb. 14 Aufbau und Strukturen der Haut

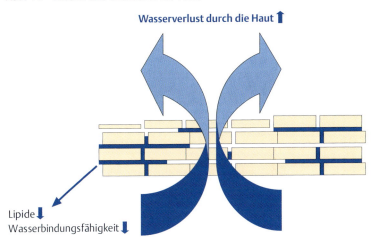

Abb. 15 Barrierestörung der Haut bei Neurodermitis

durch die Haut (Abb. 15). Diese Veränderungen machen sich als trockene Haut bemerkbar, unter der praktisch alle Neurodermitiker leiden.

Die gestörte Hautbarriere führt dazu, dass Neurodermitiker besonders empfindlich sind gegenüber **Irritationen der Haut,** z. B. durch bestimmte Kleidung (Wolle, Synthetik), alkalisch-wirkende Seifen (die zusätzlich den so genannten Säuremantel der Haut zerstören), hartes Wasser usw.

Die gestörte Hautbarriere erleichtert auch das Eindringen und die Infektion der Haut durch Bakterien. Die größte Bedeutung hat der bereits erwähnte Erreger *Staphylococcus aureus*, der die Haut der meisten Patienten mit Neurodermitis besiedelt. Das sehr aggressive Bakterium produziert ständig zahlreiche Reiz- und Giftstoffe, so genannte Toxine, welche die Hautzellen direkt schädigen oder dazu veranlassen, selbst im Rahmen einer Immunreaktion entzündungsfördernde Substanzen zu bilden. **Auf diese Weise ist** *Staphylococcus aureus* **in der Lage, die Neurodermitis zu unterhalten und sogar zu verschlechtern.** Auch allgemeine, nicht auf die Haut begrenzte bakterielle oder virale Infektionen können eine bestehende Neurodermitis verschlechtern.

Auch **Allergien** gehören zu den Faktoren, die bei der Entstehung und Unterhaltung der Neurodermitis eine Rolle spielen. Eine Allergie ist eine individuelle Empfindlichkeit gegenüber einem bestimmten Molekül, die zu einer spezifischen Immunreaktion führt. Als Allergieauslöser (Allergene) kommen u. a. **Pflanzenpollen, Hausstaubmilben** oder auch **Nahrungsmittel-Bestandteile** in Frage. In seltenen Fällen können auch **pseudoallergische Reaktionen** (nicht immunologisch ausgelöste Reaktionen) **insbesondere gegenüber Nahrungsmittel-Zusatzstoffen** als Auslöser oder Verstärker der Neurodermitis wirken.

Dass die einzelnen genannten Faktoren miteinander zusammenhängen, verdeutlicht die Tatsache, dass die gestörte Hautbarriere das Eindringen von Allergenen, Infektionserregern und Irritanzien (Reizstoffen) in die Haut erleichtert.

3.3 Bedeutung unspezifischer (irritativer) Faktoren

Für eine erfolgreiche Behandlung der Neurodermitis ist es sehr wichtig, die wirksamen Provokationsfaktoren zu kennen und wenn möglich zu vermeiden. Abb. **16** gibt einen Überblick über die inneren und äußeren Auslöser der Neurodermitis und nennt auch die wichtigsten Provokationsfaktoren. Nicht zu unterschätzen ist der Beitrag der **unspezifischen irritativen Faktoren**, denn sie sind für alle Patienten mit Neurodermitis relevant. Sie sind oft für Verschlechterungen der Erkrankung verantwortlich.

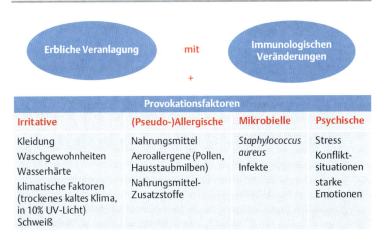

Abb. 16 Innere und äußere Faktoren für die Krankheitsentstehung der Neurodermitis

Was ist bei der Auswahl der Kleidung zu beachten?

Ungeeignete Kleidung aus Wolle oder Synthetik hat insbesondere dann einen ungünstigen Einfluss auf den Verlauf einer Neurodermitis, wenn sie direkten Hautkontakt hat. Beide Materialien führen durch grobe Fasern zur mechanischen Reizung der Haut. Außerdem begünstigen sie die Wärmebildung und das Schwitzen, was den Hautzustand wiederum verschlechtert. Denken Sie immer daran, die aus Synthetik bestehenden Etiketten aus den Kleidungsstücken Ihres Kindes zu entfernen.

Geeignete Kleidung soll weich, atmungsaktiv und gut waschbar sein. Diese Kriterien werden vor allem von **reinen Baumwollstoffen** erfüllt. Auch **Seide, Mikrofaser** und weiche **Leinenstoffe** können getragen werden.

Was ist beim Waschen der Kleidung zu beachten?

Beim Waschen der Kleidung soll darauf geachtet werden, dass Restpartikel des Waschmittels vollständig ausgewaschen werden. Sie könnten einen irritierenden Effekt auf die Haut haben.

Dürfen Weichspüler verwendet werden?

Allergien gegen Waschmittel und Weichspüler kommen praktisch nicht vor. Weichspüler machen die Kleidung weicher. Sie ist dadurch weniger irritierend und schädigt die empfindliche Haut des Neurodermitikers weniger. Der positive Effekt von Weichspülern konnte durch mehrere Studien gut belegt werden.

Kann die Wasserhärte die Neurodermitis beeinflussen?

Ein weiterer Provokationsfaktor, den Eltern betroffener Kinder für die Verschlechterung der Neurodermitis gelegentlich verantwortlich machen, ist die **Wasserhärte**. Vergleichende Untersuchungen weisen tatsächlich darauf hin, dass sehr hartes Wasser (Härtegrad 4) im häuslichen Umfeld den Hautzustand betroffener Patienten verschlechtern kann. Ist hier ein eindeutiger Zusammenhang plausibel (z. B. Verschlechterung nach einem Umzug), kann ein entsprechendes Filtersystem eingebaut werden. Damit können z. B. nach dem Ionenaustauschersystem Chlor und Schwermetalle aus dem Wasser entfernt werden, wobei der Härtegrad des Wassers abnimmt.

Welche Bedeutung haben Wetter und Klima?

Bei vielen Kindern mit Neurodermitis spielen Wetter und Klima eine große Rolle. Vielen Eltern fällt auf, dass der Hautzustand des Kindes sich in den Herbst- und Wintermonaten verschlechtert. Dies hängt ganz häufig mit dem kalten, trockenen Klima in dieser Jahreszeit, aber auch mit der trockenen Heizungsluft zusammen. Kälte führt zu einer (zusätzlichen) Schädigung der Hautbarriere.

Die Besserung des Ekzems in den Sommermonaten beruht auch auf der immunologischen Wirkung der Sonnenstrahlung (UV-Licht). Diese wird deshalb therapeutisch in Form der Licht- bzw. Ultraviolett-Behandlung genutzt. Aus mehreren Gründen ist aber eine direkte Sonneneinstrahlung zu vermeiden: Zum einen verstärkt Schwitzen den Juckreiz, der zum unvermeidlichen Kratzen führt und damit zu einer Verschlechterung der Neurodermitis. Unabhängig von der Neurodermitis ist die kindliche Haut zum anderen besonders gefährdet, einen Sonnenbrand zu entwickeln. Dieser erhöht bekanntermaßen das Risiko in späteren Jahren Hautkrebs zu bekommen. In seltenen Fällen vertragen Neurodermitiker überhaupt keine Sonnenstrahlung. Dann sollte der ohnehin notwendige Sonnenschutz noch intensiviert werden, etwa durch eine spezielle Sonnenschutzkleidung und einen hohen Lichtschutzfaktor (mindestens LSF 25).

Welche Bedeutung haben psychische Einflüsse?

Stress, z. B. in Form von Leistungsdruck, kann eine bestehende Neurodermitis verschlechtern. Viele Neurodermitiker, besonders Kinder, reagieren in Konfliktsituationen oder auf zu bewältigende Probleme u. a. mit verstärktem Kratzen und einer dadurch bedingten Verschlechterung ihres Hautzustandes. Auch starke Emotionen, sogar positiver Natur, können den Verlauf einer Neurodermitis negativ beeinflussen. Mögliche psychosomatische Therapieansätze werden auf S. 55 erläutert.

3.4 Bedeutung spezifischer (allergischer) Faktoren

Sie sind für den einzelnen Patienten, der eine **spezifische Empfindlichkeit (Allergie) gegenüber einer speziellen Substanz (Allergen)** entwickelt, oft von eklatanter Bedeutung. Die Allergene stammen, wie bereits erwähnt, entweder aus der Luft (Aeroallergene, z. B. Pflanzenpollen, Hausstaubmilben) oder aus Nahrungsmitteln. Für ein praktikables Konzept zur Meidung der Allergene oder zur Verringerung ihres Einflusses auf die Neurodermitis ist zunächst eine korrekte und sinnvolle Diagnostik entscheidend. Sodann kommt es auch auf eine umfassende Beratung und fachspezifische Betreuung des Kindes bzw. seiner Eltern an. In der Folge soll der Einfluss einer Nahrungsmittelallergie oder -unverträglichkeit näher betrachtet werden.

Welchen Einfluss haben Nahrungsmittel auf die Erkrankung?

Die Bedeutung einer **Unverträglichkeit gegenüber Nahrungsmitteln** als Auslöser einer Neurodermitis wird im Allgemeinen überschätzt. Bei leichten Formen der Neurodermitis, also für die überwiegende Mehrzahl der Betroffenen, spielen diese Unverträglichkeiten keine Rolle.

Allergien gegenüber Nahrungsmitteln dagegen sind im Kindesalter bedeutsamer als im Erwachsenenalter. Insbesondere im Säuglings- und frühen Kindesalter ist eine Verschlechterung der Neurodermitis durch Nahrungsmittelallergien nicht selten.

Richtungsweisend für die Aufdeckung der Allergie (Allergiediagnostik) ist in erster Linie eine ausführliche **Befragung der Eltern** zur Krankengeschichte des Kindes (Anamnese). Zusätzlich kann ein so genanntes **Symptom-Nahrungsmittel-Tagebuch** geführt werden, um auftretende Hautreaktionen einzelnen Nahrungsmitteln gezielt zuordnen zu können. Zur weiteren Diagnostik von Nahrungsmittelallergien kann der

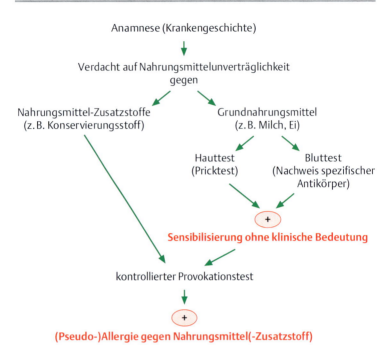

Abb. **17** Vorgehen bei Verdacht auf Nahrungsmittelunverträglichkeit bzw. -allergie

Facharzt (Allergologe) spezifische IgE-Antikörper gegen Nahrungsmittel-Bestandteile im Blut nachweisen, die vermuteten Allergene an der Haut testen (Hauttest, Pricktest) oder eine Methode anwenden, die als **plazebokontrollierte orale Nahrungsmittelprovokation** bezeichnet wird. Dabei erhält der Patient das als Allergieauslöser verdächtige Nahrungsmittel in verdeckter Form und im zeitlichen Abstand dazu eine sicher nicht allergen wirkende Substanz (Plazebo) zur Kontrolle.

Wichtig für das Verständnis dieser diagnostischen Schritte ist, dass eine positive Reaktion im Hauttest und der Nachweis von spezifischen Antikörpern im Blut nur eine Empfindlichkeit des Immunsystems (Sensibilisierung) gegenüber einer bestimmten Substanz zeigen. Diese beiden Verfahren sind aber nicht dazu geeignet, eine klinisch relevante Allergie des Patienten nachzuweisen. **Eine Beratung über erlaubte und unerlaubte Nahrungsmittel lediglich anhand von Haut- und Bluttest ist daher nicht sinnvoll. Erst wenn sich bei der Nahrungsmittel-**

3.4 Bedeutung spezifischer (allergischer) Faktoren

Tab. 2 Häufigste Nahrungsmittelallergien

Im Säuglings- und Kleinkindalter Allergien gegen:	Im späteren Kindes- und Erwachsenenalter *Kreuzallergien* bei:
– Hühnerei – Kuhmilch – Weizen – Soja – Haselnüsse – Fisch	Baumpollenallergie (Birke, Hasel, Erle) *Kreuzallergie gegen:* – Steinobst (Pflaume, Aprikose, Kirsche) – Kernobst (Apfel) – verschiedene Nüsse, Tomaten, Sellerie – einige Gewürze (Koriander, Anis, Fenchel)
	Gräserpollen- bzw. Getreideallergie *Kreuzallergie gegen:* – Soja, Getreidemehl, Erdnuss
	Kräuterpollenallergie, vor allem Beifuß *Kreuzallergie gegen:* – Sellerie, Karotten, Tomaten, Paprika – viele Gewürze (Pfeffer, Kümmel, Muskat, Ingwer, Curry, Selleriegewürz)

provokation eine eindeutige Reaktion zeigt, kann man von einer Allergie sprechen.

Besteht der Verdacht auf eine Allergie gegenüber einem bestimmten Nahrungsmittel, kann auch durch gezieltes Weglassen dieses Nahrungsmittels (**Eliminationsdiät**) eine Nahrungsmittelallergie nachgewiesen werden, sofern sich die Neurodermitis dadurch eindeutig bessert (Abb. **17**).

Tabelle 2 zeigt die häufigsten Nahrungsmittel, gegen die Allergien auftreten. Während es sich im Säuglings- und Kleinkindalter vorwiegend um Allergien gegen Grundnahrungsmittel handelt, findet man bei älteren Kindern und Erwachsenen überwiegend **pollenassoziierte Nahrungsmittelallergien**. Sie beruhen darauf, dass sich Allergene von bestimmten Pflanzenpollen und Nahrungsmitteln so ähneln, dass es zu so genannten **Kreuzreaktionen** zwischen diesen Allergenen kommt. Die Betroffenen reagieren also sowohl gegenüber den Pollen als auch den ihnen zugeordneten Nahrungsmitteln allergisch.

Neben den klassischen Allergien auf Nahrungsmittel gibt es die bereits erwähnten **pseudoallergischen Reaktionen**. Sie werden nicht immunologisch vermittelt und können nur durch eine gezielte Provokation diagnostiziert werden. Solche pseudoallergischen Reaktionen, typischerweise auf Nahrungsmittelzusätze wie Konservierungsstoffe, Farbstoffe usw., sind jedoch im Kindesalter selten.

Entscheidende Voraussetzung für eine richtige und sinnvolle Therapie von Nahrungsmittelallergien ist die korrekte Diagnostik. Denn die Beschwerden auslösenden Nahrungsmittel müssen erst zweifelsfrei identifiziert sein, bevor sie im Rahmen einer **individuellen Eliminationsdiät** gezielt weggelassen werden können. Eine Eliminationsdiät sollte immer, ganz besonders aber bei Kindern, unter fachgerechter Betreuung (z.B. Ökotrophologin, Diätassistentin) durchgeführt werden. Denn eine Fehl- oder sogar Mangelernährung ist in jedem Fall zu vermeiden. Die folgenden Tabellen zur Lebensmittelauswahl bei bestimmten Nahrungsmittelallergien, die auf den Ausarbeitungen des Arbeitskreises „Diätetik in der Allergologie" basieren, sind nur als erste Orientierung gedacht und sollen einen ausgewogenen, für den einzelnen Patienten erstellten Diätplan nicht ersetzen. (Tab. **3–5**)

Behält mein Kind seine Nahrungsmittelallergie?

Je früher im Leben eine Nahrungsmittelallergie auftritt, desto besser sind die Chancen, die Allergie bis zum Schulalter wieder zu verlieren. Für Allergien gegen Hühnerei, Milch und Weizen ist die Prognose recht gut. So vertragen beispielsweise 85 % der Säuglinge mit einer nachgewiesenen Kuhmilchallergie im 3. Lebensjahr die Kuhmilch wieder. Schlechter sind die Aussichten für Kinder mit Allergien gegen Fisch oder Nüsse.

Welchen Einfluss haben Aeroallergene (z. B. Hausstaubmilben, Pollen, Tierhaare) auf die Erkrankung?

Ab dem 4.–5. Lebensjahr spielen zunehmend **Allergien gegen Allergene, die durch die Luft verbreitet werden** (Aeroallergene) als Provokationsfaktor eine Rolle. Es handelt sich dabei u. a. um Hausstaubmilben bzw. ihre Ausscheidungen, Pflanzenpollen und Tierhaare (eigentlich um Tierepithelien, die zum Teil an den Haaren haften).

Für die Diagnostik ist wiederum in erster Linie eine ausführliche Anamnese wichtig. Hierbei sollen die drei Hauptbereiche
- saisonale Beschwerden im Frühjahr und Sommer (Pflanzenpollen),
- häusliches Umfeld (Teppichböden, alte Matratzen) und
- Haustierhaltung bzw. regelmäßiger Kontakt mit Tieren

erfragt werden, um einen möglichen Zusammenhang zwischen Krankheitsschüben der Neurodermitis und einer Exposition mit Aeroallergenen herstellen zu können.

3.4 Bedeutung spezifischer (allergischer) Faktoren

Tab. **3 a** Lebensmittelauswahl bei Kuhmilchallergie im Säuglings-, Kindes- und Jugendalter

Folgende Begriffe der Zutatenliste können auf die Verwendung von Kuhmilch hinweisen:

Milchpulver, Molke, Molkepulver, Milcheiweiß, (-protein), Milchzucker (Laktose), Molkeeiweiß, (-protein), Casein (Kasein), Caseinate (Kaseinate), Lactalbumin, Lactoglobulin. **Hinweis:** Auch Medikamente können Laktose oder Milchpulver enthalten.

Überprüfen Sie immer beim Einkauf die Zutatenliste der Produkte und meiden Sie Produkte, die Milchbestandteile enthalten bzw. enthalten können.

Lücken und Tücken der Kennzeichnungs-Verordnung
- Fertigprodukte aus zusammengesetzten Zutaten müssen nicht vollständig deklariert sein, sofern die zusammengesetzte Zutat mit einem geringeren Anteil als 25 % im Endprodukt enthalten ist (Bsp.: milchhaltige Würstchen in Konserveneintopf).
- Schokolade darf nach der Kakao-Verordnung undeklariert Kuhmilch enthalten, wenn deren Anteil geringer ist als 5 %.

Milch und Milchprodukte sind eine gute Kalziumquelle (120 mg Ca/100ml), daher sollte bei einer kuhmilchfreien Ernährung besonders auf eine Lebensmittelauswahl geachtet werden, die kalziumreich ist.

Alternativen zur Kuhmilch
- Milchersatznahrung für Säuglinge
- Vitaquell Soja Drink Vanille plus Calcium (120mg Ca/100ml)
  Nicht bei Sojaallergie!
- Vitaquell Soja Drink Kakao plus Calcium (75mg Ca/100ml)
  Nicht bei Sojaallergie!
- Alpro Soja Drink (Meylip) (120mg Ca/100ml)
  Nicht bei Sojaallergie!
- Fruchtsaftgetränke (80–120mg Ca/100ml)
  z. B. Valensina, Punika mit Kalzium angereichert
- kalziumreiche Mineralwässer und Gemüsesorten

Fortsetzung auf nächster Seite

Tab. **3 a** *Fortsetzung*

Hinweis:
- Mandel-, Reis-, Hafer- und Kokosmilch können küchentechnische Alternativen für Kuhmilch sein, sind aber keine guten Kalziumlieferanten und daher *kein Ersatz für Kuhmilch* (ernährungsphysiologisch).
- Milch anderer Tierarten (Stute, Ziege, Schaf) wird nur von einigen Kuhmilchallergikern vertragen, da aufgrund der Ähnlichkeit der Eiweiße Kreuzallergien auftreten können. Die Verträglichkeit muss über eine Provokation durch Ihren Arzt abgeklärt werden!
- **Kalziumergänzungspräparate** nur nach Rücksprache mit Ihrem Arzt einnehmen.

Alter	Kalziumzufuhr [mg]
0–4 Monate	220
4–12 Monate	400
1–4 Jahre	600
4–7 Jahre	700
7–10 Jahre	900
10–13 Jahre	1100
13–15 Jahre	1200

Quelle: *DGE, ÖGE, SGE:* Referenzwerte für die Nährstoffzufuhr. 1. Auflage, Umschau Brauns, Frankfurt am Main (2000)

Eine Laktoseintoleranz ist *keine* Kuhmilchallergie und muss gesondert diagnostiziert werden. Die Ernährungsempfehlungen für Kuhmilchallergiker gelten nur bedingt bei einer Laktoseintoleranz.

Aus: Ehlers I, Binder C, Constien A, Jeß S, Plank-Habibi S, Schocker F, Schwandt C, Werning A (2000) Eliminationsdiäten bei Nahrungsmittelallergie und anderen Unverträglichkeitsreaktionen aus der Sicht des Arbeitskreises Diätetik in der Allergologie. Allergologie 23: 512–563

3.4 Bedeutung spezifischer (allergischer) Faktoren

Tab. **3 b** Lebensmittelauswahl bei kuhmilchfreier Ernährung im Säuglings-, Kindes- und Jugendalter

Lebensmittel, die **keine Kuhmilch** enthalten	Lebensmittel, die **Kuhmilch enthalten** können
Getreide, Brot, Nudeln, Reis	
– Brot, Brötchen, Knäckebrot ohne Milch – Getreide, -flocken, -mehle, -grieß, -stärke – Kuchen(-teige) ohne Milch und Sahne – Salzstangen – Reiswaffeln – Cornflakes, milchfreie Frückstückscerealien – Zwieback	– Milchbrot und -brötchen, Buttermilchbrötchen, Rosinenbrötchen, Knäckebrot und Milch – Sahnetorten, Schokoladenkuchen – Gebäck, Kekse, Butterkeks, Waffeln, Löffelbiskuit, Stollen – Paniermehl – Knusper- und Schokomüsli, Müsli mit Milchpulver
Kartoffeln	
– alle Sorten, Pommes frites – alle selbst hergestellten Zubereitungen ohne die Verwendung von Milch, Sahne und Butter	– Kartoffelbreipulver mit Milch, Butter, Sahne – (Fertig-)Kartoffelgratin, -kroketten, -knödel, Bratkartoffeln
Gemüse, Obst, Hülsenfrüchte	
– alle Sorten	
Milch, Milchprodukte, Käse	
– Ersatzprodukte siehe Tab. 3a	– Kuhmilch, Molke, Buttermilch, Kefir – Sahne, Kondensmilch – Milchmixgetränke, Kakaogetränke – Sauermilcherzeugnisse (z. B. Joghurt, Sauermilch, saure Sahne) – alle Sorten Käse, Speisequark

Fortsetzung auf nächster Seite

Tab. **3 b** *Fortsetzung*

Lebensmittel, die **keine Kuhmilch** enthalten	Lebensmittel, die **Kuhmilch enthalten** können
Fleisch, Wurstwaren	
– alle Sorten Fleisch, frisch oder tiefgekühlt, unpaniert – milchfreie Wurstsorten von Becel® – Rohwurst (z. B. Salami, Mettwurst, Cervelatwurst, Teewurst) – Rohschinken, kalter Braten, Putenschinken	– Brühwurst (z. B. Bierschinken, Würstchen, Mortadella, Bockwurst, Bratwurst, Leberkäse, Fleischwurst) – Kochwurst (Leberwurst) – gekochter Schinken, Fleischsalate
Eier	
– alle Sorten	– Eiergerichte mit Kuhmilch (z. B. Rührei, Eierpfannkuchen)
Fisch	
– alle Sorten Frisch-, Tiefkühl-, geräucherter Fisch	– Fischerzeugnisse in Soßen und Marinaden, Feinkostfischsalate
Fette, Öle	
– milchfreie Margarine (z. B. Becel-Diät-Margarine®, Rau Diät-Margarine®, Vitazell/Vitaquell Diät-Margarine®, Die gute Eden®) – Speiseöle, Schmalz, Plattenfette	– Butter, -schmalz, -fett, Halbfettbutter – Margarine mit Joghurtkulturen, Milcheiweiß oder Molke
Getränke	
– Tee, Mineralwasser, Kaffee – Fruchtsaft(-getränke) – Kakaogetränke ohne Milchzusatz	– Kuhmilch, Kakao – Fruchtsaftgetränke mit Molke – Instant-Getränke

Fortsetzung auf nächster Seite

Tab. 3 b *Fortsetzung*

Lebensmittel, die **keine Kuhmilch** enthalten	Lebensmittel, die **Kuhmilch enthalten** können

Süßes

- Honig, Marmelade
- Fruchtgummi, Kaugummi
- Blockschokolade®, Carobtafel, Schokoreiswaffeln
- Götterspeise, Fruchtkaltschalen, Grützen, Kompott
- Sojadessert, Sojaeis (Tofutti®, vegaice®)
- Puddings und Soßen zubereitet mit verträglichem Milchersatz (z. B. Sojadrink)
- Frucht- und Wassereis

- Schokolade, Nougat, Pralinen
- alle Süßwaren mit Schokolade oder Milch
- Karamelbonbons
- Weichlakritzwaren
- Schokoküsse
- Schokoladenaufstrich, Nuss-Nougat-Creme
- Pudding mit Schokostückchen, Fertigdesserts zum Kaltanrühren (z. B. Mousse), Cremepulver, Milchreis, Grießbrei

Verschiedenes

- Ketchup (milchfrei)
- Senf (milchfrei)
- Mayonnaise (milchfrei)
- Remoulade (milchfrei)

- Fertiggerichte (z. B. Pizza, Tütensuppen)
- Fertigsoßen, Würzsoßen, -pasten, Ketchup, Senf, Mayonnaise, Remouladen, Dressing
- Feinkostsalate

Säuglingsnahrung auf Sojabasis, Säuglingshydrolysatnahrung, Elementardiäten

- Pro Sobee®, Humana SL®, Sojagen Plus®, Milupa SOM®, Multival Plus®, Lactopriv®
- Alfaré®, Nutramigen®, Pregestimil®, Pregomin®
- Neocate®, Pregomin AS®

- herkömmliche Säuglingsnahrung, Folgemilch
- HA-Säuglingsnahrung, die nicht stark hydrolysiert ist

Tab. **4a** Lebensmittelauswahl bei Hühnereiallergie

Folgende Begriffe der Zutatenliste können auf die Verwendung von Hühnerei hinweisen:
Protein, Fremdprotein, Ovo-, Stabilisator, Emulgator, Lecithin (E322). Lecithin kann auch pflanzlichen Ursprungs sein. Es wird in der Regel vertragen, so dass eine Meidung nur bei hochgradiger Allergie nötig ist. **Hinweis:** Wenn auf der Verpackung eines Lebensmittels bei der Nährstoffanalyse die Zeile **Gramm (g) Eiweiß** zu lesen ist, ist dies der **Nährstoff Eiweiß**. Dies ist **kein** Hinweis auf die Verwendung von Hühnerei.

Überprüfen Sie immer beim Einkauf die Zutatenliste der Produkte und meiden Sie Produkte, die Hühnerei-Bestandteile enthalten bzw. enthalten können.

Lücken und Tücken der Kennzeichnungs-Verordnung
- Fertigprodukte aus zusammengesetzten Zutaten müssen nicht vollständig deklariert sein, sofern die zusammengesetzte Zutat zu einem geringeren Anteil als 25% im Endprodukt enthalten ist (Bsp.: Eiernudeln in Suppen)
- Schokolade darf nach der Kakao-Verordnung bis zu 5% Ei ohne Deklaration zugesetzt werden.
- Brotkrumen und Hefegebäck können mit Ei glasiert sein → Achtung das Gebäck glänzt!
- In verpackten Wurstsorten und Backwaren kann Hühnerei enthalten sein → Hersteller befragen!
- Hühnerei wird in der Lebensmittelindustrie häufig verwendet, der Einsatz wird aber nicht deklariert, so z.B. zum Klären von Flüssigkeiten wie Brühe, Aspik, Fruchtsäften und Wein.
- Hühnerei-Eiweiß dient auch anderen Verwendungszwecken: Ei-Schampoo, lysozymhaltige Hals-Lutschtabletten, z.B. Frubienzym®.
- Extrem geringe Eireste in Impfstoff auf Eizuchtbasis sind möglich (z.B. Kombiimpfung Masern-Mumps-Röteln → halten Sie diesbezüglich bitte Rücksprache mit dem behandelnden Arzt, s. auch S.57).

Fortsetzung auf nächster Seite

Tab. **4a** *Fortsetzung*

Alternativen zum Hühnerei

Backen:

- Ei-Ersatzpulver (im Reformhaus oder im Handel zu beziehen), z. B. der Firmen Hammermühle und Sibylle-Diät **(Nicht bei Sojaallergie!);** SHS „statt Ei"
- ½ TL Natron auf 100 g Mehl
- 1 EL Sojamehl auf 100 g Mehl (oder 1 EL Sojamehl mit 3 EL Wasser angesetzt = Ersatz für 1 Ei) **(Nicht bei Sojaallergie!)**
- 1 TL Johannisbrotkernmehl = Ersatz für 1 Ei (auch Nestargel®, Diät Bindefix® ist möglich)
- Pürierte Banane statt Ei
- Arrowroot (Pfeilwurzelstärke) (ca. ½ EL Arrowroot mit 3 EL Wasser angesetzt = Ersatz für 1 Ei)
- Teige ohne Ei: (1) Hefeteig ohne Ei (2) Strudelteig aus Mehl, Wasser, Öl (3) Mürbeteig, evtl. mit Nussmus

Achtung: Ei-Ersatz wie Becel dotterfrei® und Tinovo® sind nicht geeignet, sie sind auf Hühnereibasis!

Kochen:

- Stärkemehle (Mais-, Kartoffel-, Weizenstärke)
- Mehlschwitze
- Reismehl, Buchweizenmehl
- Verdickungsmittel (Johannisbrotkernmehl E410, Guarkernmehl E412, Agar Agar E406, Carrageen E407, Gelatine, Sago)
- Sojacreme neutral (mit Calcium) **(Nicht bei Sojaallergie!)**

Küchentipps:

- Zum Panieren von Fleisch oder Fisch das Gargut in eifreiem Paniermehl wenden.
- Zur Teiglockerung von Hackfleisch kann Quark **(Nicht bei Kuhmilchallergie oder Laktoseintoleranz!)** oder eine rohe Kartoffel verwendet werden.

Tab. 4b Lebensmittelauswahl bei einer hühnereifreien Ernährung

Lebensmittel, die **kein Hühnerei** enthalten	Lebensmittel, die **Hühnerei enthalten** können
Getreide, Brot, Backwaren, Teigwaren, Reis	
– Brot und Brötchen ohne Ei	– Brot- und Backwaren, süße Brötchen
– Getreide u. Getreideflocken	– Kuchen, Butterzopf, Paniermehl
– eifreie Nudeln	– Backmischungen, Zwieback, Kekse
– Puffreis, Reiswaffeln, Popcorn	– Torten, Biskuit, Waffeln, Backerbsen
– hühnereifreie Frückstücksflocken/-cerealien	– Müsli mit Milchpulver
– einige Zwiebacksorten	– Eierteigwaren (z. B. Nudeln mit Ei, Lasagne, Ravioli, Spätzle)
– hühnereifreier Kuchen, Gebäck und Kekse (siehe Tab. 4a)	
Kartoffeln	
– Kartoffeln, alle Sorten	– Kartoffelzubereitungen wie: Kartoffelgratin, Kroketten, Knödel, Kartoffelsalat mit Mayonnaise
– alle selbst hergestellten Kartoffelerzeugnisse ohne Ei (z. B. Pommes frites)	
Gemüse, Obst, Hülsenfrüchte	
– alle Sorten, frisch, tiefgekühlt oder Konserve	– fertig zubereitete Gemüse- und Obstgerichte z. B. Pfannengemüse, Aufläufe, legierte Suppen
– Hartschalenobst (Nüsse) bei Verträglichkeit	
Milch, Milchprodukte, Käse	
– alle Milchprodukte (Milch, Sauermilch, Buttermilch, Sahne, Sauerrahm, Joghurt, Quark, Frischkäse, Käse etc.)	– Milchpulver
	– Joghurtschlagcreme
	– Eiscreme
– Milchshake, Milchfertiggetränke, Kakao aus reinem Kakaopulver	– Kakaogetränk

Fortsetzung auf nächster Seite

Tab. **4b** *Fortsetzung*

Lebensmittel, die **kein Hühnerei** enthalten	Lebensmittel, die **Hühnerei enthalten** können

Fleisch, Wurstwaren

- Fleisch, frisch oder tiefgekühlt, ohne weitere Zutaten
- Aufschnitt ohne Ei, Würstchen ohne Ei, Wurstsorten von Becel®

- paniertes Fleisch, zubereitetes Hackfleisch (z. B. Frikadellen, Tartar, Hamburger, Fleischpflanzerl, Bouletten), Fleischsalate
- Aspik, Sülze, Corned beef, Leberwurst, Leberpastete, Leberparfais, Bratwurst

Eier

- Ei-Ersatz (siehe Tab. 4a)

- alle Eiersorten und daraus hergestellte Eierspeisen, wie Eierpfannkuchen, Omelett, Crepes, Mayonnaise
- „Ei-Ersatz" (Becel Diät Dotterfrei®, Tinovo®)

Fisch

- alle Sorten, frisch, tiefgekühlt oder geräuchert, ohne Ei-Zusatz

- panierter Fisch, Fischstäbchen
- Fischsalate, Fischfertiggerichte, Fischpastete

Fette, Öle

- Butter, Margarine, reines Butterschmalz, Schmalz
- Plattenfette (Kokosfett, Erdnussfett)
- raffinierte und kaltgepresste Öle

- Margarine mit Eigelb

Getränke

- Tee
- Mineralwasser
- Milch und Milchgetränke

- Fruchtsäfte, Instant-Getränke
- Kakaogetränkepulver, Ovomaltine®
- Wein, Campari®, Likör (Eierlikör, Cremelikör, Marsala®)

Fortsetzung auf nächster Seite

Tab. **4 b** *Fortsetzung*

Lebensmittel, die **kein Hühnerei** enthalten	Lebensmittel, die **Hühnerei enthalten** können
Süßes	
– Honig, Konfitüre, Carobcreme	– Schokolade, Nougat, Pralinen
– Traubenzucker, Popcorn	– alle Süßwaren mit Schokolade und/oder Milchpulver
– Fruchtgummi, Fruchtbonbons	– Karamelbonbons, Baiser, Schokoküsse, Schaumzuckerwaren, Weichlakritzwaren
– hühnereifreies Eis, Sorbet	
– selbst hergestellte Karamelbonbons	
	– Süßwaren mit Keksbestandteilen
	– Müsliriegel, Eis mit Eizusatz, div. Puddinge
Verschiedenes	
– Salatmarinaden ohne Ei-Zusatz	– Fertiggerichte, -suppen und -soßen
– Ketchup, Senf	– Pizza, Suppenkonserven, Würzpasten, Würzsoßen, gekörnte Brühe, Brühwürfel
	– Mayonnaise, Remouladen, Dressings
	– Feinkostsalate, Meerrettichzubereitungen

Aus: Ehlers I, Binder C, Constien A, Jeß S, Plank-Habibi S, Schoker F, Schwandt C, Werning A (2000) Eliminationsdiäten bei Nahrungsmittelallergie und anderen Unverträglichkeitsreaktionen aus der Sicht des Arbeitskreises Diätetik in der Allergologie. Allergologie 23: 512–563

3.4 Bedeutung spezifischer (allergischer) Faktoren

Tab. **5a** Lebensmittelauswahl bei Weizenallergie

Folgende Begriffe der Zutatenliste können auf die Verwendung von Weizen hinweisen:

Weizen (-mehl, -grieß, -flocken, -kleie), Hartweizen, Vollkorn (-mehl, -grieß, -flocken, -kleie), Bindemittel, Stärke, Semmelmehl, Paniermehl, Malz, „Vitalkleber". **Hinweis:** Weizenmehl kann zur Herstellung von Medikamenten und Dragees verwendet werden.

Überprüfen Sie immer beim Einkauf die Zutatenliste der Produkte und meiden Sie Produkte, die Weizenbestandteile enthalten bzw. enthalten können.

Lücken und Tücken der Kennzeichnungs-Verordnung
- Fertigprodukte aus zusammengesetzten Zutaten müssen nicht vollständig deklariert sein, sofern die zusammengesetzte Zutat mit einem geringeren Anteil als 25 % im Endprodukt enthalten ist (Bsp.: weizenhaltiges Backpulver).

Alternativen zum Weizen
- Hafer, Gerste, Roggen (eventuelle Kreuzreaktionen beachten)
- Reis, Mais, Hirse (Sorghum), Buchweizen
- Quinoa, Amarant, Tapioka
- weitere Stärke/Mehl-Ersatz: Kastanien/Maronenmehl, Kartoffelstärke, Batate, Sojamehl, Bananenmehl, Guarkernmehl, Johannisbrotkernmehl
- weizenfreie Backwaren können u. a. über folgende Adressen bezogen werden. Bitte beachten Sie, dass glutenfrei nicht automatisch weizenfrei bedeutet, da glutenfreie Produkte u. U. Weizenstärke enthalten dürfen:
- Hammermühle Diät GmbH, 67489 Kirrweiler
- 3 Pauly Reform & Diät GmbH, Drei Pauly Weg 12, 35085 Ebsdorfergrund
- Poensgen, spezial-Diät Bäckerei, 52249 Eschweiler
- Sibylle Diät GmbH, 67487 Maikammer
- SHS, PF 3061, 74020 Heilbronn
- Dr. Schär, Winkelau 5, I-39014 Burgstall, Infotelefon für Deutschland 0130/810154
- Toseno GmbH, Am Neuländer Baggerteich 2, 21079 Hamburg
- Werz, Naturkornbäckerei, Staffelwiesen 28/30, 89522 Heidenheim
- Wiechert, Rathausstraße 12 v, 20095 Hamburg 1

Fortsetzung auf nächster Seite

Tab. **5a** *Fortsetzung*

Hinweis: Dinkel (Urform des Weizens) und Grünkern (= unreif geernteter und gedarrter Dinkel) werden von einigen Weizenallergikern vertragen. Die Verträglichkeit muss über eine Provokation durch Ihren Arzt abgeklärt werden!

Der Verzicht auf Weizen in jeglicher Form ist mit einer erheblichen Ernährungsumstellung und Einschränkung verbunden und sollte nur nach eindeutiger Diagnose durch einen auf diesem Gebiet erfahrenen Arzt durchgeführt werden. Zu unterscheiden ist eine Ernährung bei Weizenallergie von einer glutenfreien Ernährung bei Zöliakie, bitte fragen Sie nach der genauen Diagnose!

Tab. **5b** Lebensmittelauswahl bei weizenfreier Ernährung

Lebensmittel, die **keinen Weizen** enthalten	Lebensmittel, die **Weizen enthalten** können
Getreide, Brot, Backwaren, Teigwaren, Reis	
– Hafer, Hafermehl, Haferflocken	– Brot, Brötchen, Knäckebrot
– Gerste, Gerstenflocken, Graupen	– Back- und Feinbackwaren, süßes Gebäck, Backmischungen, Salzgebäck
– Roggen, Roggenmehl, Roggenflocken	– Zwieback, Kekse, Waffeln, Eierpfannkuchen
– Hirse, Hirsemehl, Hirseflocken	
– Quinoa	– Nudeln (Vorsicht bei Buchweizen-, Hirse-, Sojanudeln)
– Amarant	
– Buchweizen, Buchweizenmehl, Buchweizengrütze	– Pizza
	– Backerbsen
– Brot und Knäckebrot ohne Weizen, z.B. aus 100% Roggen, Hafer, Kastanienmehl	– Puddingpulver
	– Backpulver
– Reis, Reiswaffeln, Reisnudeln	– Paniermehl, Semmelmehl
– Mais, Maisstärke, Polenta, Cornflakes ohne Malz	– Frischkornbreie und Weizenkeimlinge
	– Backoblaten, Hostien

Fortsetzung auf nächster Seite

3.4 Bedeutung spezifischer (allergischer) Faktoren

Tab. **5 b** *Fortsetzung*

Lebensmittel, die **keinen Weizen** enthalten	Lebensmittel, die **Weizen enthalten** können

Kartoffeln

- alle Sorten, Kartoffelstärke
- alle selbst hergestellten Zubereitungen ohne die Verwendung von Weizenmehl oder Weizenstärke

- Kartoffelgratin (Bechamelsoße!)
- Kartoffelkroketten, -knödel, Bratkartoffeln (evtl. Stärkezusatz)
- Kartoffelpuffer

Gemüse, Obst, Hülsenfrüchte

- alle Sorten

- zubereitete Gemüsegerichte mit Soßen z. B. Mehlschwitzen, Bechamelsoße, Aufläufe
- gebundene Suppen und Soßen

Milch, Milchprodukte, Käse

- Milch
- Käse, Frischkäse
- Joghurt, Sauermilch, Speisequark
- Buttermilch
- süße und saure Sahne
- Speiseeis

- Joghurt mit Müsli (z. B. Bircher Müsli) oder Kleie
- Joghurt und Quarkspeisen mit Getreideflocken
- Speiseeissorten mit Keks- oder Biskuitbestandteilen
- geriebener Parmesankäse (Fertigprodukt)

Fleisch, Wurstwaren

- alle Sorten Fleisch frisch, tiefgekühlt, unpaniert
- Rohwurst (z. B. Salami, Mettwurst, Cervelatwurst, Teewurst)
- Rohschinken, kalter Braten, Putenschinken

- zubereitetes Hackfleisch (z. B. Fleischpflanzerl, Hamburger, Frikadellen, Bouletten)
- paniertes Fleisch (z. B. Wiener Schnitzel)
- Leberwurst, Rotwurst, Grützwurst
- Fleisch mit gebundener Soße, Fleischsalate
- in (Blätter-)Teig gehüllte Erzeugnisse
- Pasteten, Leberkäse

Fortsetzung auf nächster Seite

Tab. **5b** *Fortsetzung*

Lebensmittel, die **keinen Weizen** enthalten	Lebensmittel, die **Weizen enthalten** können
Eier	
– alle Sorten	– Eiergerichte mit Mehl bzw. Stärke (z. B. Eierpfannkuchen, Crepes)
Fische	
– alle Sorten, frisch, tiefgekühlt, geräuchert	– panierter Fisch, Fischstäbchen, Brathering
	– Fischpastete, Fischsalat
	– Erzeugnisse mit gebundenen Soßen
	– in (Blätter-)Teig gehüllte Erzeugnisse
Fette, Öle	
– Butter, -schmalz, -fett, Halbfettbutter	– Margarine mit Weizenkeimöl
– Margarine, Speiseöle	– Weizenkeimöl (nur bei hochgradigen Allergikern)
Getränke	
– Tee, Mineralwasser, Kaffee	– Ovomaltine®, Getreidekaffee, Malzkaffee, Malzbier, diverse Biersorten, Weizenbier, Carokaffee®, Instantgetränke
– Fruchtsaft(-getränke)	
– reiner Kakao, Kakaopulver	
Süßes	
– Honig, Marmelade	– Keksriegel, Malzbonbons, Eistorte, Eis mit Waffel
– Götterspeise, Fruchtkaltschalen, Kompott	– Pralinen, einige Marzipansorten, Schokolinsen, Schokolade, Schokoriegel
– Puffreis, Popcorn, Reiskräcker	
– Fruchtgummi, Eis, Kaugummi	– Weichlakritze, Müsliriegel
Verschiedenes	
– Ketchup, Senf, Mayonnaise, Dressing, Remoulade	– Fertiggerichte (z. B. Pizza), Fertigsuppensoßen, Würzsoße, -pasteten, Gewürzzubereitungen
– Weinsteinbackpulver, Frischhefe	– Cremes, Tortenguss, Sahnesteif
	– Backpulver, Trockenhefe

Tab. **6** Staubrückhaltevermögen und Wasserdampfdurchlässigkeit von Encasings (Matratzen- und Bettüberzügen) verschiedener Anbieter (nach Bauer, 1998)

Produkt	Staubrückhaltevermögen ungewaschen	5 × gewaschen	Wasserdampf-durchlässigkeit
ACb perfect novo	++	+++	++
ACb improved	+++	+++	+++
Allergocover	0	0	+++
Alprotect	0	0	+++
Bencase	+++	+++	0
Allergika	+++	+++	0
Pulmanova	0	0	+++

Bewertung: +++ = sehr gut; ++ = gut; + = befriedigend; 0 = unbefriedigend

Wie bei den Nahrungsmittelallergien werden dann ein Pricktest (Hauttest) und eine Blutuntersuchung zum Nachweis spezifischer IgE-Antikörper im Blut durchgeführt. **Auch hier bedeutet ein positiver Haut- oder Bluttest allein, ohne die dazu passende Krankheitsgeschichte, noch nichts.** Ergibt sich beispielsweise bei einem Kind mit Neurodermitis im Haut- oder Bluttest eine positive Reaktion gegenüber Hundeepithelien (Zellen aus der Haut oder Schleimhaut von Hunden), fehlen aber typische Hinweise aus der Krankengeschichte, wie z. B. eine Verschlechterung des Hautzustandes nach Streicheln des Hundes oder Hautveränderungen vor allem an unbedeckten Hautpartien, dann rechtfertigt das Testergebnis die Abschaffung des Haustieres nicht.

Für die Untersuchung der individuellen Bedeutung von Aeroallergenen als Provokationsfaktoren steht in spezialisierten Zentren der so genannte **Atopie-Patch-Test** zur Verfügung. Vielleicht wird dieses Verfahren eine bessere Aussage zur Relevanz bestimmter Allergene ermöglichen. Im Moment ist es für Kinder noch nicht allgemein verfügbar, da es für diese Altersgruppe noch nicht standardisiert ist. Beim Atopie-Patch-Test werden die verdächtigten Allergene in Form eines Pflastertests auf den Rücken aufgebracht und können so direkt nach 1–3 Tagen eine ekzemartige Reaktion auslösen.

Sind bestimmte Allergene bei einem Kind als relevante Provokationsfaktoren der Neurodermitis erkannt worden, sollten sie möglichst gemieden oder muss der Umgang damit auf ein Mindestmaß reduziert werden. Bei den **Maßnahmen zur Vermeidung bzw. Reduktion von**

Tab. 7 Hinweise zum Verhalten bei einer Neurodermitis, die durch Hausstaubmilben unterhalten (getriggert) wird

- Unabhängig von der Art des Matratzenmaterials sowie vom Alter der Matratze ist ein vollständiges Encasing (für Milbenallergen undurchlässiger Überzug) zwingend erforderlich.
- Ein Encasing von Kopfkissen und Zudecke ist sinnvoll. Andernfalls müssen Kissen und Zudecke alle 4–6 Wochen bei 90 °C (60 °C reichen nicht aus!) gewaschen werden.
- Ausreichende Lüftung unter Matratze und Bett muss gewährleistet sein.
- Nach Möglichkeit wischbarer Fußboden statt Teppichboden. Andernfalls regelmäßig (alle 2–3 Tage!) staubsaugen. Wichtiger als der Preis des Staubsaugers ist die mindestens wöchentliche Erneuerung der Filtertüte(n).
- Während des Putzens und Saugens und noch etwa 2 Stunden danach Fernhalten des Kindes aus dem Raum.
- Staubfänger aus dem Kinderzimmer entfernen (z. B. Pflanzen).
- Kuscheltiere 1 × monatlich 12 Stunden lang ins Gefrierfach legen und anschließend mit der nach dem Etikett erlaubten Temperatur waschen.

Hausstaubmilben haben Matratzen- und Bettüberzüge (Encasing), die für Hausstaubmilben-Allergen undurchlässig sind, die größte Bedeutung. In Tabelle 6 sind einige „Encasings" verschiedener Anbieter mit ihren Eigenschaften wie Staubrückhaltevermögen und Wasserdampfdurchlässigkeit aufgelistet. In Tabelle 7 sind weitere praktische Tipps und Hinweise zur Hausstaubmilben-Reduktion zusammengefasst.

Für die Patienten mit nachgewiesener Pollenallergie fasst Tabelle 8 Maßnahmen und Tipps zur Verminderung der Pollenbelastung zusammen.

Auch im Falle einer nachgewiesenen Allergie gegen Tierepithelien sollte die Meidung des Allergens an erste Stelle stehen, d.h. man sollte sich vom Haustier trennen. Dabei ist es wichtig zu wissen, dass Katzenallergene noch für lange Zeit nach Abschaffung der Katze in der Wohnung verbleiben und weiterhin Beschwerden verursachen können.

Tab. 8 Verminderung der Pollenbelastung von Patienten mit Neurodermitis

- Aufenthalt im Freien zu Spitzenzeiten des Pollenflugs (Polleninfodienst, Radio/Zeitung) vermeiden. Bei kühler Witterung oder anhaltendem Regen ist der Pollenflug deutlich schwächer.
- Anbringen eines Pollenschutzgitters in Schlafräumen ermöglicht auch ein Öffen der Fenster zu Zeiten des Pollenflugs (im Fachhandel/Baumarkt erhältlich).
- An Tagen mit Aufenthalt im Freien abends kurz duschen (inkl. Haarwäsche), anschließend konsequente Hautpflege. Kleidung nicht im Schlafzimmer ablegen, da sonst der größte Teil der Pollen dorthin gelangt. Schlafzimmer unbedingt kühl und staubarm halten.
- Regelmäßiges Saugen mit einem Staubsauger mit Feinstaubfilter und feuchtes Wischen von Oberflächen im Wohnbereich sind während der Pollenflugsaison wichtig. Dies sollten aber nicht die Betroffenen machen.
- Die Anwendung von Hautschutzpräparaten, die vor dem Verlassen der Wohnung auf alle nicht von Kleidung bedeckten Körperareale aufgetragen werden, erscheint sinnvoll.
- Textilien nicht im Freien trocknen.
- Auch Haustiere tragen erhebliche Pollenmengen in die Wohnung.
- Pkw-Benutzer sollen beachten, dass sich nach längeren Standzeiten im Lüftungssystem Pollen ablagern können, die beim Einschalten des Ventilators freigesetzt werden. Bei den meisten Fahrzeugen ist der Einbau eines Pollenfilters in das Lüftungssystem möglich.
- Wenn möglich, bei der Urlaubsplanung die Pollenflugsaison berücksichtigen. Durch geeignete Wahl von Urlaubszeit und -ort ist eine vorübergehende vollständige Allergenvermeidung möglich.

4 Behandlung der Neurodermitis

4.1 Die Basistherapie – entscheidender Grundstein einer erfolgreichen Neurodermitis-Behandlung

Als Basisbehandlung bezeichnet man die regelmäßige **Pflegebehandlung der Haut mit wirkstofffreien Cremes**. Sie dient der Stabilisierung der Hautbarriere und ist ein unverzichtbarer Bestandteil der Neurodermitis-Therapie. Sie wird auch dann durchgeführt, wenn die Ekzeme abgeheilt sind. Durch eine konsequente, tägliche Basistherapie können neue Ekzemschübe verhindert oder hinausgezögert und vorhandene Ekzemschübe in ihrer Ausprägung abgeschwächt werden.

Was ist bei der Basispflege zu beachten?

Eine geeignete Zubereitung zur Basispflege muss verschiedene Anforderungen erfüllen:
- den Feuchtigkeits- und Fettgehalt der Haut erhöhen,
- irritations- und allergenfrei (bzw. -arm) sein und
- vom Patienten langfristig gern akzeptiert werden.

Viele Basiszubereitungen verzichten heute ganz bewusst auf den Zusatz von Duft- und Konservierungsstoffen. Viele Hersteller bieten auch paraffinfreie Zubereitungen an. Insbesondere bei Kindern ist es zudem wichtig, dass die Pflegebehandlung akzeptiert wird und sogar Spaß macht. Spielerisches Eincremen kann man vermitteln, indem man z. B. mit der Creme auf die Haut malt und das Kind dann die Figuren verstreichen lässt, oder auch mit einfachen Rollenspielen (Puppe eincremen lassen).

Dabei ist es ganz wichtig, dass das Kind die aufgetragene Creme als angenehm empfindet. Stark fettende Substanzen wie reine Vaseline, Vaseline-Mischungen oder auch andere Salben werden oft als „klebrig" empfunden und lassen sich auf der Haut schlecht verstreichen. **In der Regel werden Cremes in Form von Öl-in-Wasser- oder Wasser-in-Öl-Emulsionen als angenehm empfunden.**

Je nach Hautzustand wird vor allem bei akuten Schüben eine weniger fettende Öl-in-Wasser-Emulsion verwendet. Eine chronische Neuro-

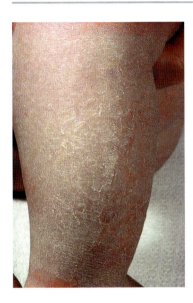

Abb. **18** Extrem trockene Haut bei Neurodermitis: Eine mindestens 2 × täglich angewendete fetthaltige Pflege bessert in bereits 3–4 Tagen das Hautbild.

dermitis mit sehr trockener Haut (Abb. **18**) wird dagegen gern mit stärker fettenden Wasser-in-Öl-Emulsionen behandelt. Außerdem kann die Wahl der passenden Basiszubereitung von klimatischen Verhältnissen, der Tageszeit und der behandelten Körperregion abhängen: Im Herbst und besonders im Winter, wenn die Luft kalt und trocken ist, benötigt die Haut stärker fettende Substanzen als im Frühling und Sommer. Tagsüber werden gern weniger fettende Cremes eingesetzt, da sie sich besser verteilen lassen und besser einziehen. Häufig werden auch für die Behandlung des Gesichts weniger fettende Substanzen bevorzugt (Abb. **19**).

Die Basispflege sollte mindestens zweimal täglich durchgeführt werden. Mehrmalige tägliche Ganzkörperbehandlungen sind häufig nicht praktikabel, wären bei manchen Patienten aber durchaus wünschenswert. Einfach zu handhaben und in jedem Fall sinnvoll ist eine mehrmalige Anwendung der Pflege an luftexponierten Arealen wie Gesicht, Armen und Händen.

Basiszubereitungen mit Harnstoff (Urea)

Harnstoff (Urea) gehört zu den natürlichen, körpereigenen Feuchtigkeitsfaktoren der Haut. Er wird medizinischen Pflegeprodukten sehr

4 Behandlung der Neurodermitis

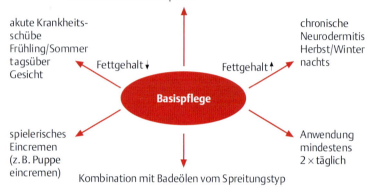

Abb. **19** Optimale Basispflege

gern zugesetzt. In Konzentrationen von 3–5% bewirkt Harnstoff einen zusätzlichen und länger anhaltenden Feuchtigkeitsgehalt der Haut. Juckreiz lindernde und Bakterien abtötende Effekte erzielt Harnstoff erst ab einer Konzentration von 10%. Allerdings kann er in diesen Konzentrationen die Haut auch sehr stark irritieren.

Bei Säuglingen und Kleinkindern bis zum Alter von 5 Jahren ist Vorsicht beim Einsatz harnstoffhaltiger Produkte angezeigt. Denn in dieser Altersgruppe wirkt Harnstoff bereits in niedrigen Konzentrationen irritierend und kann ein brennendes für das Kind sehr unangenehmes Gefühl auf der Haut („stinging effect") hervorrufen. Es empfiehlt sich deshalb, harnstoffhaltige Produkte vor der großflächigen Anwendung vorab auf einem kleinen Hautareal (z. B. an einem Arm) für ein bis zwei Tage auf ihre Verträglichkeit hin zu testen.

Darf ein Kind mit Neurodermitis baden?

Ja, wenn das Kind gern badet und wenn ein Badeöl verwendet wird. Baden in reinem Wasser ist ebenso ungeeignet wie die Verwendung von Schaumbädern, da hierdurch die bereits trockene Haut weiter ausgetrocknet wird. Deshalb sollte dem Wasser immer ein medizinisches Badeöl zugesetzt werden. Im Handel gibt es zwei Typen von Badeölen: das spreitende Ölbad und das Emulsionsölbad. Den besten rückfettenden Effekt hat das Ölbad vom Spreitungstyp, da es beim Verlassen des Bades einen geschlossenen Lipidfilm (Fettfilm) auf der Hautoberfläche hinterlässt.

Trotzdem sollte direkt nach dem Bad – idealerweise innerhalb von 3 Minuten („3-Minuten Regel") – immer eine Behandlung mit dem Basistherapeutikum erfolgen. Nach dem Bad nimmt die Haut die Pflegecreme besonders gut auf. **Wenn also ein Badeöl verwendet wird und die Haut unmittelbar nach dem Bad eingecremt wird, kann ein Kind mit Neurodermitis ohne weiteres 2- bis 3-mal pro Woche baden.** Immer vorausgesetzt, dass es gern badet und die ganze Prozedur als angenehm empfindet.

Der fett-feuchte Verband – wertvolle Hilfe bei Kratzkrisen und akuten Schüben der Neurodermitis

Immer wieder muss man erleben, dass unter Stress, manchmal jedoch auch wie „aus heiterem Himmel", ein nicht unterdrückbarer Juckreiz auftritt und innerhalb kürzester Zeit zum Aufkratzen von Ekzemen führt (Abb. **20**). Bei diesen akuten Schüben der Neurodermitis kommen häufig auch nässende Hautveränderungen vor. Hier kann der fett-feuchte Verband eine wertvolle Hilfe leisten.

Er geht so: Nach Auftragen einer Fettcreme wird auf dem zu behandelnden Hautareal ein feuchter (nicht nasser!) Verband angelegt. Über diesen feuchten wird zusätzlich ein zweiter trockener Verband gelegt. Somit kann jede Art von Kleidung über dem Verband getragen werden, ohne dass es zu einem Durchnässen kommt. Der fett-feuchte Verband kann für 3–5 Stunden liegen bleiben. Danach kann er abgenommen oder erneuert werden. Er kann auch als „feuchter Schlafanzug" angewendet werden: In diesem Fall ersetzt ein feuchter Schlafanzug den feuchten Verband, darüber wird trockene Kleidung getragen.

Der Verband ist einerseits eine wirksame Kratzbarriere. Andererseits hat die Feuchtigkeit einen stark kühlenden Effekt. Einem schädlichen Austrocknen der Haut beugt die aufgetragene Fettcreme vor. Für diese Behandlung sind **hoch- und dauerelastische Trikotschlauchverbände**, die in verschiedenen Größen hergestellt werden und mehrfach verwendbar sind, besonders gut geeignet (z. B. coverflex®, Tubifast®).

4.2 Antientzündliche Therapie

Sollte Ihr Kind trotz konsequenter Hautpflege und trotz der Meidung seiner individuellen Auslöser/Verstärker einen Neurodermitisschub entwickeln, kommen antientzündlich wirksame Medikamente zur Anwen-

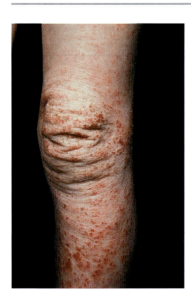

Abb. 20 Aufgekratzte Knötchen und Bläschen sowie verdickte, schuppige Haut beherrschen das Bild. Für dieses Stadium hat sich der fett-feuchte Verband, z. B. als „feuchter Schlafanzug", bewährt (siehe Text).

dung, die auf die Haut aufgetragen werden. Die richtige Auswahl dieser Medikamente ist von vielen Faktoren abhängig, z. B.
- dem Alter des Kindes,
- der Lokalisation des Neurodermitisschubes und/oder
- der Art des Schubes (u. a. nässend, gerötet, mit Eiterbläschen, schuppend)

und sollte unbedingt mit dem Arzt abgesprochen werden. Prinzipiell stehen neben Antibiotika und Antihistaminika drei weitere Medikamentengruppen zur Behandlung eines akuten Schubes zur Verfügung: Kortisonpräparate, Calcineurin-Inhibitoren (Pimecrolimus, Tacrolimus) und Gerbstoffe.

Kortisonpräparate (Kortikosteroide)

Kortikosteroide sind dem körpereigenen Hormon Kortison sehr ähnlich. Sie gehören nach wie vor zu den wirksamsten Medikamenten zur Behandlung von entzündeter Neurodermitishaut und Juckreiz. Sie bremsen die Bildung und Freisetzung einer ganzen Reihe von entzündungsfördernden Substanzen und können damit den Teufelskreis „Jucken – Kratzen – Kratzwunden – Jucken" unterbrechen. Gefürchteten Komplikationen der Neurodermitis wie Rötung der gesamten Haut mit Flüssigkeits- und Elektrolytverlust sowie Infektionen (Herpes-Viren, Staphylococcus-aureus-Bakterien) wird damit vorgebeugt.

Verschiedene, immer wieder verbesserte synthetische Glukokortikosteroide haben seit über 50 Jahren einen festen Platz in der Behandlung der Neurodermitis. Starke Vorbehalte gegenüber diesen Wirkstoffen („Kortisonangst") sind unbegründet, wenn man sich genau an die Behandlungsempfehlungen des Arztes hält. Dabei sind vor allem die folgenden Punkte zu beachten:

- Kortikosteroide sollen möglichst kurzfristig angewendet werden. Außerdem ist die Stärke des Präparates zu berücksichtigen: Bis zum 1. Lebensjahr reichen vielfach Hydrokortisonpräparate. Danach stellen die 4. Generation der topischen Glukokortikoide, die eine Doppelveresterung zwischen Position 17 und 21 aufweisen, aufgrund ihrer guten Wirksamkeit und geringen Nebenwirkungen die Kortisonpräparate der Wahl dar.
- Die Anwendungsart (Reduktion der Kortikosteroid-Stärke, kurzfristige Behandlung mit Kortikosteroiden, die immer wieder durch kortikosteroidfreie Tage unterbrochen wird) entscheidet mit über eventuell auftretende Nebenwirkungen.
- Die unterschiedliche Durchlässigkeit verschiedener Hautareale für äußerlich aufgetragene Kortikosteroide ist zu beachten: So haben z. B. der Genitalbereich und das Gesicht eine hohe, Handteller und Fußsohlen dagegen eine niedrige Durchlässigkeit.
- Für Erwachsene und ältere Kinder gilt: Die kurzfristige Anwendung stark wirksamer Präparate ist gegenüber den schwach wirksamen Kortikosteroiden mit entsprechend längerer Anwendungsdauer zu bevorzugen („nicht kleckern, sondern klotzen").

Anhand einiger Beispiele wird der optimale und sachgemäße Einsatz der Kortikosteroide in Tabelle 9 näher erläutert.

Gesicht, Genitalien und Hautregionen, in denen Haut auf Haut liegt (Achselhöhle, Leiste, bei Säuglingen kommen noch die „Speckfalten" von Armen und Beinen hinzu), bergen ein erhöhtes Risiko für Kortikosteroid-Nebenwirkungen. Zur Behandlung der Neurodermitisschübe in diesen Bereichen eignen sich neu entwickelte Medikamente, die ebenfalls das überschießende Immunsystem auf ein normales Niveau herunterholen. Im Vergleich zum breit gefächerten Wirkspektrum des Kortisons greifen die neuen, äußerlich angewendeten Medikamente Pimecrolimus (Handelsname: Elidel®) und Tacrolimus (Protopic®) gezielter in die Störung des Immunsystems ein. Ihre Wirkung zielt auf bestimmte weiße Blutkörperchen, welche die Hautentzündung bei Neurodermitis in Gang setzen.

4 Behandlung der Neurodermitis

Tab. 9 Sachgemäße Anwendung der Kortikosteroide

Hautzustand	Behandlung
trocken, schuppig	nur Pflege, **keine** Kortikosteroide oder andere entzündungshemmende Medikamente, Salben und W/O-Emulsionen werden gegenüber Cremes und Milch bevorzugt
gerötet, trocken	je nach Ansprechen an 3–5 aufeinander folgenden Abenden (2 Stunden vor dem Schlafengehen) 1 × Kortison auftragen, die mehrmals täglich durchgeführte Hautpflege wirkt möglichen Nebenwirkungen des Kortisons entgegen und spart Kortison ein; im Anschluss 1 Woche lang jeden zweiten Abend und für 2 weitere Wochen Kortison 1 × wöchentlich auftragen, danach absetzen
gerötet, nässend	wie oben, die ersten Kortikosteroid-Auftragungen in Verbindung mit feuchten Umschlägen oder „feuchten Verbänden", Cremes werden gegenüber Salben bevorzugt
gerötet, Eiterbläschen, nässend	wie oben, zusätzlich Antibiotika einnehmen falls an vielen Körperstellen; falls nur örtlich begrenzt, Einsatz von Antiseptika

Pimecrolimus (Handelsname: Elidel®)

Pimecrolimus ist ein Naturwirkstoff aus dem Pilz Ascomycin. Das Ascomycinderivat 981 hat sich in Studien an mehr als 3000 Patienten zur Therapie der Neurodermitis bewährt. Er wird als 1%ige Pimecrolimus-Creme 2 × täglich dünn auf die entzündeten Hautregionen aufgetragen. In den ersten 3–4 Behandlungstagen kann am Ort des Auftragens ein leichtes Brennen und Wärmegefühl auftreten, das normalerweise eine halbe Stunde nach dem Auftragen zurückgeht und nach 4 Tagen nicht mehr beobachtet wird.

Die optimale Vorgehensweise besteht darin, Pimecrolimus schon bei den ersten Anzeichen eines Neurodermitisschubes (Juckreiz, Rötung) aufzutragen. Das gilt insbesondere für die oben erwähnten Lokalisationen wie Gesicht, Hals, Achselhöhle, Leiste und Genitalien. In den meisten Fällen haben sich die Rötung und der Juckreiz bereits nach einigen Tagen so weit zurückgebildet, dass die Basistherapie (Pflege) allein fortgesetzt werden kann. Ausgeprägte akute Neurodermitisschübe werden auf diese Weise durch Pimecrolimus unterbunden (Abb. **21–28**).

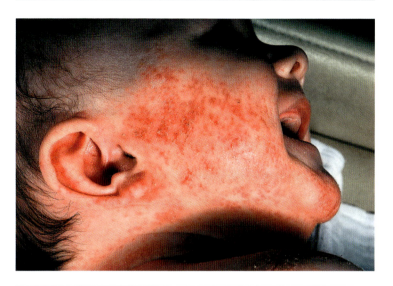

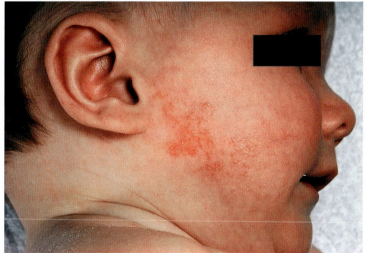

Abb. **21** und **22** Behandlung mit Elidel® Creme (2 × täglich) im Gesicht:
oben: vor Beginn der Behandlung
unten: 2 Wochen nach Beginn der Behandlung.

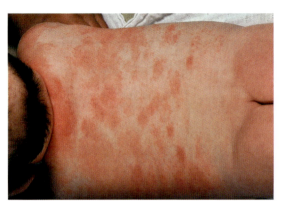
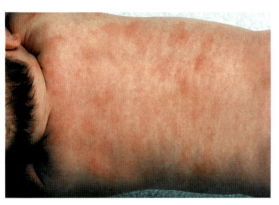
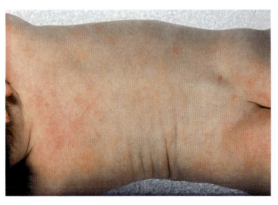

Abb. **23–25** Behandlung mit Elidel® Creme (2 × täglich) am Rücken
oben: vor Beginn der Behandlung
Mitte: 1 Woche nach Beginn der Behandlung
unten: 3 Wochen nach Beginn der Behandlung.

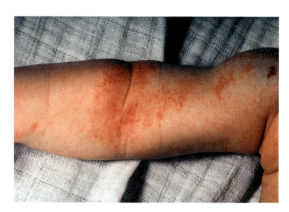

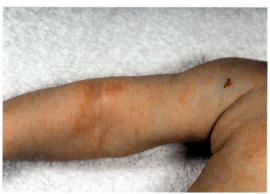

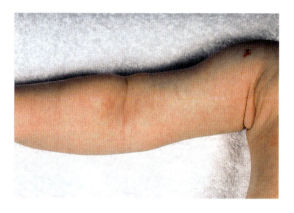

Abb. **26–28** Behandlung mit Elidel® Creme (2 × täglich) an der Armbeuge
oben: vor Beginn der Behandlung
Mitte: 1 Woche nach Beginn der Behandlung
unten: 3 Wochen nach Beginn der Behandlung.

Sollten sich dennoch hartnäckige Schübe entwickeln, die nur unzureichend auf Pimecrolimus ansprechen, ist folgendes Vorgehen empfehlenswert:
- einige Tage äußerlich Kortikosteroide, ausschleichend
- im Anschluss daran einige Tage Pimecrolimus und
- danach sowie immer auch begleitend zur Kortikosteroid- und Pimecrolimus-Anwendung Hautpflege als Basistherapie.

Regelmäßige Sicherheitsprüfungen, bei denen die mögliche Aufnahme von Pimecrolimus in den Körper durch Messungen im Blut kontrolliert wurde, haben gezeigt, dass das Medikament in der Haut, dem Manifestationsorgan der Neurodermitis, verbleibt und nur dort seine Wirkungen entfaltet.

Pimecrolimus ist in den USA für Patienten ab 2 Jahren zugelassen. Dies gilt zur Zeit auch für Deutschland. Es ist jedoch damit zu rechnen, dass in Kürze das Behandlungsalter ab dem 3. Lebensmonat heruntergesetzt wird, wie es in einigen Ländern auch schon praktiziert wird.

Tacrolimus (Handelsname: Protopic®)

Tacrolimus ist ein Naturprodukt, das 1984 in Japan als Stoffwechselprodukt von pilzähnlichen Bakterien entdeckt wurde. Seine hemmende Wirkung auf das Immunsystem wird seit Jahren in der Transplantationsmedizin genutzt: Die Abstoßung der transplantierten Organe wie Niere, Leber oder Herz lässt sich durch Tacrolimus verhindern. Für diese Wirkung sind allerdings hohe Dosen in Tablettenform nötig.

Anders bei Hauterkrankungen mit überschießenden Immunreaktionen, wie z.B. der Neurodermitis: Hier wird Tacrolimus auf die Haut aufgetragen und kann seine Wirkung somit am Ort des Geschehens entfalten. Nach Japan und den USA wurde Tacrolimus (Protopic®) im April 2002 auch in Deutschland zugelassen. Zur Behandlung der Neurodermitis im Kindesalter wird die 0,03%ige und im Erwachsenenalter die 0,1%ige Konzentration empfohlen. Der beste Effekt ist bei 2 × täglichem Auftragen zu erzielen.

Ähnlich wie bei Pimecrolimus (Elidel®) wird auch bei örtlicher Anwendung von Tacrolimus keine größere Menge der Substanz über die Haut in den Körper aufgenommen. Dies haben Blutuntersuchungen gezeigt. Vergleicht man Patienten, die mit Protopic® oder Elidel® behandelt wurden, so ist das anfängliche Brennen und Wärmegefühl am Ort des Auftragens bei Protopic® etwas stärker. Diese unangenehme Empfindung verschwindet aber wie bei Elidel® normalerweise nach 4–5 Tagen wieder.

Der besondere Vorteil von Elidel® und Protopic® gegenüber den äußerlich anwendbaren Kortikosteroiden (Kortison) besteht darin, dass diese beiden Calcineurin-Inhibitoren auch bei einer Behandlung über mehrere Monate nicht zu einer unerwünschten Verdünnung der Haut führen. Daher sind gerade Hautareale wie Gesicht, Hals und Hautfalten für die Behandlung mit diesen neuen Wirkstoffen besonders geeignet.

Was sollten Sie bei der Anwendung der neuen antientzündlich wirksamen Präparate Elidel® und Protopic® wissen und beachten?

- Sie sind nicht nötig bei lediglich trockener Haut und sollten die Hautpflege nicht ersetzen. Die tägliche Hautpflege bleibt eine grundlegend wichtige Säule der Behandlung.
- Sie sind so wirksam wie schwache bis mittelstarke Kortikosteroide und sollten wie diese nicht als Dauertherapie eingesetzt werden.
- Im Sommer und in sonnenreichen Urlaubsgebieten sollte ein regelmäßiger und wirksamer Sonnenschutz erfolgen. Denn wie die beiden neuen Medikamente wirkt auch UV-Licht bremsend auf das Immunsystem – beides zusammen ist zu viel für die Haut. Davon abgesehen ist der Sonnenschutz im Kindes- und natürlich auch im Erwachsenenalter immer wichtig.
- Elidel® ist als Creme wasserhaltiger als die Salbe Protopic®; sie zieht somit besser ein und wird von den Betroffenen häufig besser toleriert.
- Langzeiteffekte auf die lokale Immunantwort der Haut und deren Folgen sind nicht bekannt. Weitere Studien zur Bestätigung der Unbedenklichkeit sind empfehlenswert.

Gerbstoffe

Gerbstoffe können synthetisch hergestellt werden (Tamol) oder pflanzlicher Herkunft sein (Hamamelis virginiana). Neben einer antientzündlichen Wirkung wird ihnen auch ein Juckreiz mildernder Effekt zugeschrieben. Sie sind in verschiedenen Zubereitungsformen verfügbar (z. B. Tannolact® Creme, Salbe, Lotion, Puder, Lösung). In klinischen Studien war die Wirksamkeit von Gerbstoffen bei Neurodermitis jedoch sehr gering, ähnlich wie die Wirksamkeit von Bufexamac (siehe unten). Allerdings hatten sie, besonders auch bei Kindern, eine gute Verträglichkeit. Der Einsatz von Gerbstoffen in der Therapie der Neurodermitis kann daher durchaus sinnvoll sein, z. B. als unterstützende Maßnahme in Form von feuchten Umschlägen bei akuten, nässenden Ekzemherden oder als alleinige antientzündliche Therapie bei leichten Formen der Neurodermitis, wobei die antientzündliche Wirkung im Vergleich zu den topischen Glukokortikoiden und den topischen Immunmodulatoren deutlich schwächer ist.

Bufexamac

Präparate, die Bufexamac enthalten (z. B. duradermal® Creme, Fettsalbe; Parfenac® Creme, Milch, Emulsion; Windol Salbe), werden häufig noch vom Kinder- oder Hausarzt verordnet. Bufexamac gehört zur Gruppe der nichtsteroidalen Antiphlogistika. Seine antientzündliche Wirkung ist sehr gering und noch schwächer als die von Hydrokortison. Da Bufexamac **schwere Kontaktallergien** hervorrufen kann, die aufgrund der langen Verweildauer des Wirkstoffs in der Haut auch nach dem Absetzen noch über längere Zeit (2–3 Wochen) Beschwerden machen können, muss seine Verwendung heute sehr kritisch gesehen werden. Vor allem auch wegen der leistungsfähigen, nebenwirkungsarmen Behandlungsalternativen.

Teerpräparate und sulfonierte Schieferöle

Diese Substanzen werden seit langem bei entzündlichen Hauterkrankungen (Ekzeme, Schuppenflechte) eingesetzt. Sie haben neben ihrer antientzündlichen auch eine Juckreiz mildernde Wirkung. Untersuchungen haben jedoch ergeben, dass Teerpräparate – zumindest in Kombination mit UV-Licht (Sonnenlicht) und bei der Anwendung im Genitalbereich – möglicherweise eine Krebs auslösende (kanzerogene) Wirkung haben. Sulfonierte Schieferöle dagegen sind in dieser Hinsicht unbedenklich. Allerdings haben beide Substanzgruppen, aber ganz besonders die Teerpräparate, einen unangenehmen Geruch, den die Patienten nicht akzeptieren. **Daher sollten Teerpräparate insbesondere im Kindesalter nicht mehr bei Neurodermitis verwendet werden.** Sulfonierte Schieferöle eignen sich allenfalls für die Behandlung leichter Formen der Erkrankung, wobei aufgrund wirksamer Alternativen ein Verzicht möglich ist.

Pflanzliche Präparate

Eltern betroffener Kinder äußern recht häufig den Wunsch nach der Verordnung pflanzlicher Substanzen, von denen sie sich eine Wirkung ohne Nebenwirkungen versprechen. Viele Eltern haben Vorbehalte gegen Kortison, das sie ihren Kindern gern ersparen möchten. Für die

äußere Anwendung bei Neurodermitis stehen grundsätzlich Präparate aus den folgenden Pflanzen zur Verfügung:
- Hamamelis virginiana,
- Kamille,
- Dulcamarae stipites und
- Echinacea.

Alle diese pflanzlichen Substanzen haben jedoch nur eine äußerst geringe antientzündliche und Juckreiz lindernde Wirkung, so dass ihnen im Behandlungskonzept der Neurodermitis keine Bedeutung zukommt.

Antibakterielle Maßnahmen

Das Bakterium *Staphylococcus aureus* ist für viele Kinder mit Neurodermitis ein wichtiger Provokationsfaktor (siehe auch S. 14). Es kann manchmal schwere Infektionen verursachen, die den ganzen Körper betreffen und auch zu Fieber und schwerem Krankheitsgefühl führen können. In diesen Fällen ist eine rasche Vorstellung beim behandelnden Arzt notwendig, der in den meisten Fällen umgehend ein Antibiotikum verordnen wird. Schon kurz nach der Einnahme bessert sich die Erkrankung wieder und an der Haut kommt es zum Abtrocknen der häufig nässenden Läsionen.

Allerdings findet sich *Staphylococcus aureus* häufig auch auf der Haut von Kindern mit Neurodermitis, ohne dass Zeichen einer Infektion bestehen. Bei jedem zweiten Kind mit Neurodermitis ist dieses Bakterium auch auf der unbefallenen Haut nachweisbar. Auf ekzematöser Haut findet er sich fast immer. Viele Untersuchungen bei Neurodermitikern haben gezeigt, dass eine gegen *Staphylococcus aureus* gerichtete Behandlung zu einer Besserung des Ekzems führt. Antibiotika können aber nicht über einen längeren Zeitraum eingenommen werden. Daher sollte anschließend auf eine andere antimikrobiell wirksame Therapie übergegangen werden (Tab. 10).

Der Farbstoff Gentianaviolett verfügt über eine sehr starke antimikrobielle Wirkung gegenüber *Staphylococcus aureus* und ist zudem auch antiirritativ wirksam. Im Bereich der Haut wird er in der Regel in einer

Tab. 10 Möglichkeiten zur wirksamen Verminderung der Hautbesiedlung mit *Staphylococcus aureus*

- antimikrobiell wirksame Farbstoffe, vor allem Gentianaviolett
- Antiseptika, vor allem Triclosan, Chlorhexidingluconat
- mit Silber beschichtete Kleidung (Padycare)

Konzentration von 0,25 % und im Bereich der Hautfalten und Schleimhäute von 0,1 % eingesetzt. Aufgrund seiner Farbe wird er überwiegend bei kleineren Kindern verwendet. Farblos dagegen sind die Antiseptika Triclosan und Chlorhexidingluconat, die den Basiszubereitungen problemlos beigemischt werden können und oft zu einer deutlichen Ekzemverbesserung beitragen. Eine neue, innovative Möglichkeit zur wirksamen Reduktion der Staphylococcus-aureus-Besiedlung der Haut stellen silberbeschichtete Spezialtextilien dar. Sie sind hautverträglich, haben eine nachgewiesene antibakterielle Wirkung und stabilisieren die Hautbarriere, was bei Neurodermitis besonders wünschenswert ist.

Juckreiz mildernde (antipruriginöse) Therapie

Juckreiz ist ein charakteristisches Merkmal der Neurodermitis, das Patienten und vor allem Kinder schwer plagen kann. Häufig verursacht Juckreiz Schlafstörungen, die für die Patienten und ihre Eltern sehr belastend sein können. Wie bereits erwähnt, tragen sowohl die regelmäßige Basistherapie als auch die antientzündliche Behandlung mit Pimecrolimus oder Kortikosteroiden entscheidend zur Linderung des Juckreizes bei.

Bei akuten Krankheitsschüben können noch weitere Maßnahmen gegen das Hautjucken erforderlich sein. So hat sich z. B. die zusätzliche Gabe von **Antihistaminika** bewährt. Besonders die älteren Präparate **mit zusätzlicher beruhigender (sedierender) Wirkung**, die gern zur Nacht gegeben werden, können den quälenden Juckreiz wirksam dämpfen. Allerdings reagieren 10–15 % der Kinder auf sedierende Antihistaminika paradox und entfalten eine Hyperaktivität. Auf die neueren Antihistaminika, die nicht mehr sedierend wirken, spricht lediglich eine Untergruppe der Patienten an. Eines davon, Cetirizin (Zyrtec®), ist bereits für Kinder ab dem 1. Lebensjahr zugelassen und auch als Saft für Kinder verfügbar.

Weitere Maßnahmen, um das Kratzen und dadurch entstehende Komplikationen, wie etwa eine massive Besiedlung der Haut mit Bakterien, zu verhindern, sind **das regelmäßige Schneiden der Fingernägel** und **das vor allem nächtliche Tragen von weichen Baumwollhandschuhen**. Auch die heute von verschiedenen Anbietern entwickelten Neurodermitis-Overalls (z. B. Delimed aus Mikrofaser oder Lottis aus Baumwolle) können ein Blutigkratzen in der Nacht wirksam verhindern.

Innerliche immunsuppressive Behandlung

Die Einnahme von Substanzen, die Entzündungsreaktionen unterdrücken (so genannte Immunsuppressiva), ist bei Neurodermitis im Kindesalter nur ganz selten notwendig. In den meisten Fällen – dies gilt auch für die seltenen schweren Fälle – kann die Neurodermitis durch konsequentes Meiden der Provokationsfaktoren und Ausschöpfen der besprochenen Therapiemaßnahmen ausreichend behandelt werden. Diese Maßnahmen verschaffen den Patienten eine relativ gute Lebensqualität, so dass sie von dieser gesicherten Basis aus lernen können, mit ihrer Krankheit umzugehen.

Nur in extremen und sehr seltenen Fällen, in denen sowohl die betroffenen Kinder als auch die gesamte Familie unter dem schweren Krankheitsverlauf einer Neurodermitis besonders leiden, kann eine kurzfristige Therapie mit systemischen Immunsuppressiva erforderlich sein. Im Kindesalter kommen für diese Indikation nur die **Glukokortikoide** oder **Ciclosporin A** in Frage. In manchen Fällen empfiehlt sich auch eine Kombination aus beiden Substanzen. Glukokortikoide wirken schnell und effektiv, sollten jedoch nur kurzfristig (bis zu 10–14 Tage bei ausschleichender Dosierung) gegeben werden. Ciclosporin A eignet sich eher für eine längere Anwendung über einige Wochen bis zu 3–4 Monate, hat jedoch einen deutlich langsameren Wirkungseintritt als Glukokortikoide. Beide Medikamente haben zahlreiche, teils schwerwiegende Nebenwirkungen. Mit beiden (dies gilt für alle Therapiemaßnahmen) lässt sich keine Abheilung der Neurodermitis erzielen. Nach dem Absetzen der Therapie kommt es früher oder später zu einem Krankheitsrezidiv.

4.3 Weitere Behandlungsmöglichkeiten

Nachtkerzensamenöl (z. B. Epogam®)

Die Samen dieser Nachtkerzenpflanze enthalten u. a. γ-Linolensäure und Linolsäure, die den Fettstoffwechsel der Haut beeinflussen. Außerdem wird dem Nachtkerzensamenöl eine antientzündliche Wirkung zugeschrieben. In klinischen Studien kamen allerdings sehr unterschiedliche Ergebnisse zustande. Nachtkerzensamenöl ist sicherlich keine Therapie der ersten Wahl. In manchen Fällen aber, insbesondere wenn das Kind auf die herkömmlichen Therapiemaßnahmen nur ungenügend anspricht, erscheint ein Behandlungsversuch gerechtfertigt. Eine abschließende Beurteilung der Wirksamkeit ist in der Regel erst nach einer Einnahme von 8–12 Wochen möglich.

Traditionelle chinesische Heilkräuter-Therapie

Die chinesische Heilkräuter-Therapie besteht aus zehn verschiedenen Kräutern, denen antientzündliche, antiallergische, Juckreiz mildernde und antibakterielle Wirkungen zugeschrieben werden. In klinischen Studien bei Kindern mit Neurodermitis haben sich vielversprechende Ergebnisse sowohl bei kurzfristiger (4 Wochen) als auch langfristiger (1 Jahr) Behandlungsdauer gezeigt. Allerdings können bei der Behandlung Leberschäden auftreten, die eine genaue Standardisierung der Therapie sowie entsprechende Laborkontrollen während der Anwendung erforderlich machen. In Europa wird die chinesische Heilkräuter-Therapie derzeit fast nur in Großbritannien durchgeführt.

UV-Therapie

Zur Behandlung der Neurodermitis im Erwachsenenalter stehen verschiedene Optionen mit ultraviolettem Licht (UV-Licht) zur Verfügung. Seit Mitte der 1990er Jahre hat sich für akute Krankheitsschübe einer schweren Neurodermitis die **Hochdosis-UVA1-Therapie** mit besonders langwelligem UV-Licht etabliert. Eine weitere Möglichkeit der UV-Therapie für akute Krankheitsschübe ist die so genannte **PUVA-Therapie** (P = Psoralen). Dabei wird der Patient entweder systemisch (mit Tabletten) oder äußerlich (als Bad) mit Psoralen, einer Licht sensibilisierenden Substanz, vorbehandelt und danach mit UVA-Licht bestrahlt. Für chronische Neurodermitis-Stadien bietet sich in erster Linie die **311nm-UVB-Therapie** an, die besonders effektiv und nebenwirkungsärmer als die anderen Varianten sein soll.

Im Kindesalter sollte eine UV-Therapie, wenn überhaupt, nur sehr zurückhaltend eingesetzt werden. Denn die Langzeitrisiken hinsichtlich der Krebs erzeugenden Wirkung (Karzinogenität) sind besonders für die neueren UV-Therapiemodalitäten wie die UVA1- und die 311nm-UVB-Therapie noch nicht abzusehen. Für die systemische PUVA-Therapie (Psoralen-Tablette plus UVA-Bestrahlung) ist ein langfristig erhöhtes Hautkrebsrisiko bereits eindeutig belegt.

Außerdem ist aus großen Studien bekannt, dass Sonnenbrände und hohe UV-Licht-Belastungen im Kindesalter ein höheres Risiko für die Entwicklung eines Melanoms („schwarzer Hautkrebs") mit sich bringen. **Deswegen sollte die UV-Therapie im Kindesalter eine Ausnahme bleiben** und insbesondere nicht wiederholt durchgeführt werden, da das Nebenwirkungsrisiko mit der Höhe der Gesamtdosis steigt.

Tab. 11 Alternative Heilverfahren zur Behandlung der Neurodermitis

- Bachblütentherapie
- Bioresonanztherapie
- Eigenblut- und Eigenurintherapie
- Elektroakupunktur
- Neuraltherapie
- Peptidtherapie

Stellenwert alternativer Heilverfahren

Bei Neurodermitis werden zahlreiche alternative Heilverfahren eingesetzt, von denen einige in Tabelle 11 aufgelistet sind. Für die Bioresonanztherapie konnte durch entsprechende Studien die Unwirksamkeit nachgewiesen werden. Für die übrigen genannten Verfahren stehen bis jetzt vorurteilsfreie klinische Untersuchungen aus. Somit kann zum jetzigen Zeitpunkt keine Aussage zur Wirksamkeit bei Neurodermitis gemacht werden.

4.4 Psychosomatische Aspekte der Neurodermitis

In der Psychosomatik geht es um den Beitrag der Psyche zur Entstehung von körperlichen (somatischen) Erkrankungen und um davon abgeleitete Behandlungsverfahren. Hautkranke Patienten bedürfen häufig einer psychosomatischen Mitbehandlung. Auch bei Patienten mit Neurodermitis spielen psychosomatische Aspekte eine Rolle.

Zum einen ist bekannt, dass Stresssituationen, etwa in Form von Leistungsdruck, Konfliktsituationen, aber auch zwischenmenschliche Beziehungsprobleme und sonstige starke Emotionen die Krankheitsaktivität der Neurodermitis negativ beeinflussen können. Zum anderen stoßen die Patienten durch ihr Äußeres häufig auf Unverständnis für ihre Erkrankung oder sogar Ablehnung. Der oft ausgeprägte Juckreiz und die damit verbundene Schlaflosigkeit können außerdem zu Konzentrationsstörungen oder sogar zu depressiven Reaktionen führen. Manche Patienten sind regelrecht verzweifelt.

Kinder und Jugendliche sind in besonderem Maße von diesen Beeinträchtigungen betroffen, auch deshalb, weil sie sich häufig in neuen Gruppen und Konstellationen behaupten und zurechtfinden müssen und wollen. Ihr Selbstwertgefühl leidet zusätzlich darunter, dass sie meinen an manchen Sportarten (z. B. am Schwimmen, da das chlorhaltige Wasser die Haut zu sehr austrocknet) nicht teilnehmen können und damit wiederum als „Außenseiter" eingestuft werden. Wird das gründliche Abduschen mit anschließendem Eincremen befolgt, so spricht nichts gegen eine Teilnahme am Sport-/Schwimmunterricht.

Je nach Reaktion ihrer Umgebung entwickeln Kinder oft auch Strategien, wie sie die Krankheit für sich nutzen können. So versuchen sie beispielsweise in Konfliktsituationen, angemessener Kritik oder Problemen durch verstärktes Kratzen aus dem Wege zu gehen. Auch diese – manchmal gar nicht bewusst eingesetzte – „Masche" kann ihre soziale Eingliederung in die Gemeinschaft zusätzlich erschweren.

An Kindern mit Neurodermitis, Heuschnupfen oder Asthma bronchiale sind **familiendynamische Untersuchungen** durchgeführt worden. In den untersuchten Familien waren oft die Mütter dominant in der Erziehung, die Väter führten eher ein „Schattendasein". Die Mütter hatten häufig eine Nähe-Distanz-Problematik, d. h. sie waren entweder zu distanziert zu dem Kind oder zu überfürsorglich. Der Erziehungsstil war tendenziell eher streng und von strikteren moralischen Wertvorstellungen geprägt. Die betroffenen Kinder zeigten ein erhöhtes Maß an Ängstlichkeit und Abhängigkeit.

Interessant war auch, dass Kinder und Jugendliche, die psychisch sehr unter ihrer Neurodermitis leiden, die Krankheit schlechter bewältigen können. Allerdings ist bei diesem Zusammenhang die genaue Differenzierung von Ursache und Wirkung schwierig.

Wegen des erkennbaren Einflusses der Psyche auf die Neurodermitis ist es auch schon bei Kindern sehr wichtig, dass **psychosomatische Behandlungsstrategien** angewandt werden. Das wichtigste Prinzip dabei ist die altersgemäße Einbeziehung des Patienten in die Behandlung mit größtmöglicher Betonung der **Eigenverantwortung**. Das Gefühl des Patienten, zumindest begrenzt Einfluss auf den Krankheitsverlauf nehmen zu können, stärkt das Selbstbewusstsein. Das psychosomatische Behandlungskonzept der Neurodermitis beruht auf vier Elementen:

- Wissensvermittlung,
- Entspannungstechniken,
- Selbst- bzw. Kratzkontrolltechniken und
- soziale Kompetenz.

Bei der **Wissensvermittlung** geht es um die altersgemäße Information des Patienten über die Krankheitsentstehung, die Symptome und Beschwerden sowie die Behandlungskonzepte. Kinder und Jugendliche können z. B. lernen, auslösende Faktoren zu erkennen und zu meiden. Am besten gelingt das Ermitteln der individuellen Auslösefaktoren mithilfe eines altersentsprechenden Fragebogens, worin der Hautzustand, die Tagesaktivitäten und mögliche Auslösefaktoren eine Zeitlang täglich abgefragt werden. Die Eltern sollen dabei mit einbezogen werden.

Die bei Erwachsenen angewandten **Entspannungstechniken** wie Autogenes Training und Progressive Muskelrelaxation sind für Kinder nicht geeignet. Im Kindesalter haben sich **Imaginationsverfahren** („Phantasiereisen") bewährt. Will man den Kindern z. B. Entspannung mit der Suggestion von Kühle vermitteln, geht man mit ihnen auf eine „innere Reise", hier z. B. auf eine Expedition zum Südpol.

Bei den **Selbst- und Kratzkontrolltechniken** geht es darum zu lernen, auf Juckreiz nicht mit Kratzen zu reagieren, sondern stattdessen z. B. die Haut mit der flachen Hand zu drücken. Außerdem soll das Kind lernen, sich aktiv vom Kratzen abzulenken.

Wie schon erwähnt, ist es entscheidend, den an Neurodermitis erkrankten Kindern und Jugendlichen das Gefühl der **sozialen Kompetenz** zu vermitteln. Dies geschieht durch die Stärkung des Selbstbewusstseins und durch die Übernahme eigener Verantwortung im Umgang mit der Erkrankung. Dafür können verschiedene psychotherapeutische Verfahren wie etwa Selbstsicherheitstraining, Rollenspiele, Verhaltenstherapie, Gruppentherapie und Familientherapie zum Einsatz kommen.

4.5 Impfungen

Kinder mit Neurodermitis können prinzipiell nach dem gleichen Impfschema der Ständigen Impfkommission (STIKO) wie hautgesunde Kinder geimpft werden. Während eines akuten Krankheitsschubes der Neurodermitis sollte die Impfung jedoch zurückgestellt werden, bis sich der Hautzustand wieder stabilisiert hat. Eine Therapie mit äußerlichen, antientzündlichen Substanzen (Kortikosteroiden, Pimecrolimus) oder mit systemischen Antihistaminika ist jedoch kein Grund, eine Impfung nicht durchzuführen. Für Tacrolimus wird ein Abstand von 14 Tagen zwischen der letzten Anwendung und der Impfung empfohlen.

Bei Kindern, bei denen nach Impfungen allergische Reaktionen aufgetreten sind, muss man zwischen so genannten **Allergien vom verzögerten Typ auf Impfstoff-Bestandteile** und **Reaktionen vom Soforttyp auf kreuzreagierende Antigene (Hühnereiweiß)** unterscheiden. Die Allergien vom verzögerten Typ äußern sich typischerweise durch Hautausschläge (Exantheme). Die Soforttyp-Reaktionen können bis zum allergischen Schock reichen.

Am höchsten ist die Gefahr der Kreuzallergie bei Kindern mit bestehender Hühnereiweiß-Allergie für den Gelbfieber-Impfstoff, da die darin enthaltenen Eiweiße dem Hühnereiweiß am ähnlichsten sind. Auf diese Impfung soll daher bei Kindern mit gesicherter Allergie auf Hühnereiweiß möglichst verzichtet werden. Bei anderen Impfstoffen (z. B. für Masern und Mumps) ist die Gefahr einer Kreuzallergie sehr gering. Bei bestehender Allergie auf Hühnereiweiß, die durch eine Provokationstestung unter kontrollierten Bedingungen gesichert werden sollte, kann entweder auf andere Impfstoffe ausgewichen werden (HDC-Impfstoff) oder der Impfung werden spezielle Hauttests (Pricktest, eventuell Intrakutantest) vorgeschaltet. Bei positivem Befund sollte die Impfung dann nach einem speziellen Schema erfolgen.

4.6 Was kann man tun, um das Risiko eines Kindes, eine Neurodermitis zu bekommen, zu senken?

Insbesondere von Familien, in denen ein oder mehrere Mitglieder bereits an Neurodermitis erkrankt sind, aber auch von nicht betroffenen Eltern wird immer wieder die Frage gestellt: Was können wir tun, dass unser Kind nicht an Neurodermitis erkrankt? Generell muss vorausschickend gesagt werden, dass es auch bei Einhaltung der hier empfohlenen Maßnahmen keine Garantie gibt, gesund zu bleiben. Es gibt jedoch einige Maßnahmen, die das Risiko für die Entwicklung einer Neurodermitis nach den heute verfügbaren Erkenntnissen senken:

- Stillen, wenn möglich über 4–6 Monate
- Zufütterung von Kuhmilchprodukten in den ersten Lebenstagen vor dem Einschießen der Muttermilch vermeiden.
- Falls Stillen nicht oder nicht ausreichend möglich, ersatzweises Füttern einer hypoallergenen Nahrung (HA-Nahrung). Sie ist dadurch gekennzeichnet, dass ihre Eiweißanteile, die allergen wirken können, erhitzt oder enzymatisch inaktiviert worden sind.
- späte Zufütterung von Beikost, wenn möglich erst nach dem 6. Lebensmonat
- Verzicht auf Rauchen in der Schwangerschaft und Stillzeit

Der Einfluss einer **allergenarmen Diät während der Schwangerschaft** auf die Entwicklung einer Neurodermitis beim Kind wurde mehrfach in klinischen Studien untersucht. Die Diät der Mütter wurde im letzten Drittel der Schwangerschaft begonnen und bei stillenden Müttern nach der Geburt fortgesetzt. Es zeigte sich jedoch in keiner Studie ein vermindertes Auftreten der Neurodermitis bei den Kindern, so dass aus heutiger Sicht von einer Diät in der Schwangerschaft dringend abzuraten ist. Die einseitige Ernährung könnte sogar Nachteile für das ungeborene Kind haben.

5 Zeitgemäßes Management der Neurodermitis

Das erfolgreiche Neurodermitis-Konzept fußt auf zwei Säulen. Die eine Säule steht für die dem jeweiligen Hautzustand angemessene symptomatische Behandlung, die andere Säule für das Erkennen und soweit mögliche Vermeiden krankheitsauslösender oder -unterhaltender Faktoren (Abb. **29**).

Von zentraler Bedeutung für die Behandlung von Kindern mit Neurodermitis ist die konsequente Pflegetherapie der Haut. Diese Basistherapie, die immer auf die individuellen Bedürfnissen des Kindes abgestimmt sein muss, wird während akuter Krankheitsschübe durch zusätzliche antientzündliche Maßnahmen erweitert. Je nach Stärke des Ekzemschubs kann die entzündungshemmende Behandlung u.a. mit Kortisonpräparaten, Antihistaminika oder Antibiotika durchgeführt werden. Zusätzlich steht seit kurzem mit den topischen Calcineurin-Inhibitoren eine neue Substanzklasse zur Verfügung, die eine ähnliche antientzündliche Wirkung hat wie Kortison, im Gegensatz zu diesem aber auch bei langfristigem Einsatz nicht zur Hautverdünnung führt.

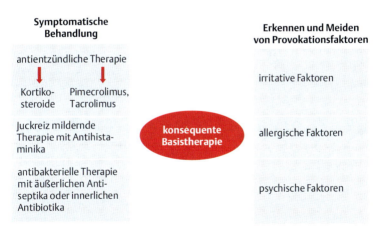

Abb. **29** Zeitgemäßes Management der Neurodermitis

Ein Vertreter dieser neuen Substanzklasse ist Pimecrolimus (Elidel® Creme). Durch den raschen Einsatz von Elidel® bei den ersten Anzeichen eines Krankheitsschubes lässt sich oft sogar die Anwendung von Kortisonpräparaten ganz vermeiden.

Im Intervall zwischen Neurodermitisschüben mit stabilisiertem Hautzustand ist die Abklärung möglicher krankheitsauslösender oder -unterhaltender Faktoren wichtig. Diese Faktoren können von Kind zu Kind sehr unterschiedlich sein. Gerade die allergischen Auslöser müssen hinsichtlich ihrer Relevanz bei jedem Kind mit Neurodermitis ganz genau untersucht werden. Pauschalempfehlungen sind fehl am Platz. Zu beachten ist auch, dass sich Auslösefaktoren mit der Zeit ändern können.

Ein erfolgreiches Neurodermitis-Konzept braucht den informierten Patienten und im Falle von kleinen Kindern die informierten Eltern und Betreuer. Ohne die aktive Mithilfe und Einbindung der Betroffenen selbst ist ein Erfolg nicht möglich. Durch das Wissen über seine Erkrankung und die Übernahme eigener Verantwortung werden auch das Selbstvertrauen und die Zuversicht des Patienten und seiner Familie gestärkt. Durch die vorliegende Broschüre hoffen wir hierzu ein wenig beigetragen zu haben!

6 Zum Weiterlesen

6.1 Erwachsenenliteratur zum Thema „Neurodermitis bei Kindern"

Gieler U, Schulte A, Rehbock C (1999) Kinder und Neurodermitis. Fragen und Antworten. Verlag im Kilian, Marburg.

Nickel G (2000) Neurodermitis, Asthma und Allergien bei Kindern. Vorbeugen, behandeln, den Alltag meistern. Verlag Gesundheit, Berlin.

Scheewe S, Warschburger P, Clausen K (1997) Neurodermitis – Verhaltenstraining für Kinder, Jugendliche und ihre Eltern. Urban & Vogel, München.

6.2 Kinderliteratur zum Thema „Neurodermitis"

Bock U, Ehlers I, Worm U (1999) Fühl dich wohl in deiner Haut! Ein Lese- und Bilderbuch für Kinder mit Neurodermitis und ihre Eltern. Steinkopff, Darmstadt.

Szczepanski R, Schon M, Lob-Corzilius T (2001) Das juckt uns nicht! Ein Lern- und Lesebuch für Kinder mit Neurodermitis und ihre Eltern. 2. Aufl., TRIAS, Thieme, Stuttgart.

7 Sachverzeichnis

A

Aeroallergen 17, 20, 35
Allergen 5, 12, 17 ff., 35, 51, 59
– Meidung 17, 36
Allergie 14, 17 f., 20
– Auslöser, s. Allergen
– Definition 14
– Diagnostik 17
– gegen Aeroallergene 20
– gegen Tierepithelien 36
– Verdacht 19
– vom Soforttyp 57
– vom verzögerten Typ 57
Antibiotikum 41, 51, 59
Antihistaminikum 41, 59
– sedierendes 52
Antiphlogistikum 50
Antiseptikum 51, *59*
Asthma bronchiale 11
Atopie-Patch-Test 35

B

Bachblütentherapie *55*
Badeöl 40
Barrierefunktion der Haut, s. Haut, Barriere
Basispflege 38 f., 41, 44
– mit Harnstoff 39 f.
– – optimale *40*
Basistherapie 38, 44, 52, 59
Baumpollenallergie *19,*
Bettüberzug, s. Encasing
Bioresonanztherapie *55*
Blut
– Test *18*
– Untersuchung 35
Bufexamac 50

– Präparat 50
– Wirkung 49

C

Calcineurininhibitor 42, 49
– Wirkung 59
Cetirizin 52
Chlorhexidingluconat 52
Ciclosporin A 53

D

Dellwarze 9
Dermis *13*
Diagnose
– Neurodermitis 2
Diät, allergenarme 58
Dinkel, Verträglichkeit 31
Drei-Minuten-Regel 41

E

Eczema herpeticatum 9, 10
Eigenbluttherapie *55*
Eigenurintherapie *55*
Eigenverantwortung 56 f.
Eiweiß 26, 57
Ekzem 5, 51
– Besserung 16
– chronisches *6,*
– nässendes 9, 50
– nummuläres *6,*
– scheibenförmiges *6*
– Schub 38, 59
– – akuter 38, 41
Elektroakupunktur *55*
Elementardiät 25
Elidel®, s. Pimecrolimus

Eliminationsdiät 19
– individuelle 20
Emulsionsölbad 40
Encasing 36
– Eigenschaften *35*
Entspannungstechnik 57
Epidermis *13*
Epogam®, s. Nachtkerzensamenöl
Erkrankung, atopische 11
Ernährung
– hühnereifreie 28 ff.
– kuhmilchfreie 23 ff.
– weizenfreie 32 ff.
Exanthem 57

F

Familienanamnese
– atopische 11
Fehlernährung 20
Fettfilm 41
Fieberbläschen 9
Fußekzem 7, *8,*

G

Gelbfieber-Impfstoff 57
Genitalekzem 8
Gentianviolett 51 f.
Getreidepollenallergie *19*
Gerbstoff 42, 49 f.
– Wirkung 49
– Zubereitungsform 49
Glukokortikoid 53
– topisches 43, 50
Glukokortikosteroid 43
Gräserpollenallergie *19*
Grünkern
– Verträglichkeit 32

H

HA-Nahrung, s. Nahrung, hypoallergene
Handekzem 7
Harnstoff 39 f.
– bei Kindern 40
– bei Säuglingen 40

Hausstaubmilbe 7, 14, 20
– Reduktion 35
– Vermeidung 35
Haut
– Aufbau *13*
– Barriere 3, 12
– – Schädigung 16
– Behandlung 48
– Durchlässigkeit 43
– Erkrankung, entzündliche 50
– Fett 12
– – Gehalt 38, *40*
– Feuchtigkeitsgehalt 38, 40
– Funktion 12
– Immunantwort 48
– Irritation 13
– Krebsrisiko 54
– Pflegetherapie 59
– Rötung 3, *5,* 44
– Säuremantel 14
– Schutz 12
– Stabilisierung
– – Störung *13,* 14
– Struktur *13,*
– Test 18, 35, 58
– trockene 13
– Wasserbindungsfähigkeit 12
– Wasserverlust 12, *13*
HDC-Impfstoff 58
Heilkräuter-Therapie, chinesisches 54
Herpes-simplex-Virus 9
Heuschnupfen 11
Hochdosis-UVA1-Therapie 54
Hühnerei
– Alternativen 27
Hühnereiallergie 57 f.
– Kreuzallergie 58
– Lebensmittelauswahl 26 f.
Hühnereiweiß 57
Hundeepithelien 35
Hydrokortisonpräparat 43
Hyperaktivität 52

I

IgE, s. Immunglobulin E
Imaginationsverfahren 57

Immunantwort
- der Haut 48
- zelluläre 12
Immunglobulin E 12
- Antikörper 18, 35
Immunmodulator, topischer 50
Immunreaktion 14
Immunsuppressiva 52
- systemisches 53
Immunsystem
- Empfindlichkeit 18
- Störung 43
Impetigo contagiosa 9
Impfung 57 f.
Infektion
- Ansteckungsgefahr 10
- bakterielle 14
- virale 9, 14
Intrakutantest 58
Irritanzien 14

J

Juckreiz 16, 40 f., 44, 50, 55
- antipruriginöse Therapie 52
- Behandlung 42
- Linderung 52

K

Kalzium
- Ergänzungspräparat 22
- Lieferant 22
kanzerogen 50
Karzinogenität 54
Katzenallergen 36
Kleidung 15 f.,
Klima 16
Kompetenz, soziale 57
Kontaktallergie, schwere 50
Kortikosteroid 42 ff., 49, 52, 59
- Anwendung 44
- Nebenwirkung 43
- schwaches 49
- starkes 49
Kortison
- Angst 43
- Präparat, s. Kortikosteroid

- Vorbehalt 50
Krankheitserscheinung
- Neurodermitis 3 ff.,
Kratzbarriere 41
Kratzkontrolltechnik 57
Kratzkrise 41
Kräuterpollenallergie *19*
Kreuzallergie 19, 57 f.
Kreuzreaktion 19
Kuhmilch
Allergie 20, 27
- - Lebensmittelauswahl 21 f.
- Alternativen 21

L

Laktoseintoleranz 22, 27
Lebensmittelauswahl bei Hühnereiallergie 26 f.
- bei hühnereifreier Ernährung 28 ff.
- bei Kuhmilchallergie 21 f.
- bei kuhmilchfreier Ernährung 22 ff.
- bei Weizenallergie 31 f.
- bei weizenfreier Ernährung 32 ff.
Lebensqualität 1
Lecithin 26
Lederhaut *13*
Lichenifikation 5
Lichtbehandlung 16
Lidekzem 7
Lipidfilm 41
Lippenleckekzem 7
Lutschekzem 7

M

Mangelernährung 20
Masern 58
Matratzenüberzug, s. Encasing
Medikament, antientzündliches 42
Milchschorf 3, 4
Mollusca contagiosa 9
Mumps 58

N

Nachtkerzensamenöl 53
Nähe-Distanz-Problematik 56

Nahrung, hypoallergene 58
Nahrungsmittel
– Allergie 17, *18 f.*
– – Diagnostik 20
– – pollenassoziierte 18
– – Therapie 20
– – Verlust 20
– erlaubte 18
– Provokation, plazebokontrollierte, orale 18 f.
– unerlaubte 18
– Unverträglichkeit 17, *18*
– Zusatz 20
Neuraltherapie *55*
Neurodermitis 1, 56
– Aeroallergen 20
– akute 41, 52, 57
– antibakterielle Maßnahme 51
– Auslöser 17, 60
– Behandlung 14, 38 ff., 42 f.
– – Heilverfahren, alternative *55*
– – im Erwachsenenalter 48, 54
– – im Kindesalter 48, 52 ff.
– – innerliche immunsuppressive 52
– – Konzept 51, 59 f.
– – psychosomatische 55 f.
– – symptomatische *59*
– chronische 38, 54
– durch Hausstaubmilben 36
– Entstehung 7, 11 ff., 58
– – äußerer Faktor *15*
– – innerer Faktor *15*
– Gerbstoff 49 f.
– impetigenisierte *9*
– Impfung 57 f.
– Komplikation 8 ff., 14, 16 f., 42 f.
– – bakterielle *9*
– – virale *10*
– Kortikosteroid 42 ff.
– Krankheitserscheinung 3 ff.
– Krankheitsunterhaltung 11 ff.
– leichte *5*
– – Therapie, antientzündliche 50
– Management 59
– nummuläre 5, *6*
– Overall 52
– pflanzliches Präparat 50 f.
– Provokationsfaktor s. Allergen
– Psyche 55 f.
– Schieferöl, sulfoniertes 50
– Schub 44
– Schwangerschaft 58
– schwere *5*, 54
– Schweregrad 2, *3*
– Sonderform *5*
– superinfizierte *9*
– Synonym 1
– Teerpräparat 50
– Therapie 38, 44, 49
– – Erfolg 1
– Vererbung *11*, 12
– Verschlechterung, s. Neurodermitis, Komplikation
– Winterfuß 8

O

Ölbad
– Spreitungstyp 40 f.
Öl-in-Wasser-Emulsion 38

P

Peptidtherapie *55*
Pflastertest 35
Pimecrolimus 44 ff., 48, *59*
– Anwendung 49
– Behandlung
– – am Rücken *46*
– – an der Armbeuge *47*
– – im Gesicht *45*
– Vorteil 49
Pollen 7, 14, 20
– Allergie 36
– Belastung
– – Verminderung *37*
Präparat, pflanzliches 50
Pricktest 18, 35, 58
Provokationsfaktor 14, *15*, 16, 51
– Aeroallergen 20, 35
– irritativer *15*, *59*
– mikrobieller *15*
– (pseudo-)allergischer *15*, *59*
– psychischer *15*, *59*
– Vermeidung 53

Provokationstest, kontrollierter *18*
Prurigoform 7
(Pseudo-)Allergie
Psoralen 54
PUVA-Therapie 54

R

Reaktion, pseudoallergische 14, 19f.
Rhagade 8

S

Säuglingshydrolysatnahrung 25
Säuglingsnahrung auf Sojabasis 25
Schieferöl, sulfoniertes 50
Schlafanzeug, feuchter 41, *42*
Schuppen
– Flechte 50
– Kruste *9*
Schuppung 5
Schwangerschaft 58
Schweregrad
– Neurodermitis 2, *3*
Schwitzen 15 f.
Selbstbewusstsein 56 f.
Selbstkontrolltechnik 57
Sensibilisierung 18
Sojaallergie 21, 27
Sonnenbrand 16
Sonnenschutz 16, 49
Sonnenstrahlung 16, 50
Spezialtextilien 52
Staphylococcus aureus 9, 14, 51
– Verminderung der Hautbesiedlung 51
stinging effect 40
Stress 17, 41, 55
Symptom-Nahrungsmittel-Tagebuch 17

T

Tacrolimus 48 f., *59*
– Anwendung 49
– Vorteil 49
– Wirkung 48

Teerpräparat 50
– Wirkung 50
Therapie
– antientzündliche 41
– antipruriginöse 52
Tierepithelien 20
Toxin 14
Transplantationsmedizin 48
Triclosan 52
Trikotschlauchverband 41

U

Urea, s. Harnstoff
UV-
– Behandlung 16
– Licht, s.a. Sonnenstrahlung 54
– – Wirkung 49
– Therapie 54
UVB-Therapie, 311 nm 54

V

Verband
– fett-feuchter 41, *42*

W

Wärme
– Bildung 15
– Regulation 12
Waschmittel 15
Wasserbindungsfähigkeit 12
Wasserhärte 16
Wasser-in-Öl-Emulsion 38
– fettender 39
Wasserverlust 12, *13*
Weichspüler 16
Weizenallergie
– Lebensmittelauswahl 31 f.
Wetter 16
Winterfuß, atopischer 8
Wissensvermittlung 56 f.

Z

Ziegelstein-Mörtel-Modell 12, *13*